なぜ、日本の精神医療は暴走するのか

Sato Mitsunobu
佐藤光展

講談社

はじめに

日本では現在、国民の30人に1人にあたる約400万人が精神疾患の治療を受けています。この数は、国民病と言われる糖尿病や脳卒中、急性心筋梗塞、がんの各患者数を上回っています。

1999年には、精神疾患の患者数は約200万人だったのに、わずか15年でほぼ倍増（2014年時点で392万人）しました。特にうつ病の増加が目立っています。未受診の人はこの調査（厚生労働省が3年に一度行う患者調査）の対象外なので、精神的な不調に悩んでいる人の数はもっと多くなります。

精神疾患についての情報量が増え、ストレスや過労で心を疲弊させた人たちが精神科を早期に受診するようになったことが、急増の一因であることは間違いありません。患者の誰もが適切な治療を受けて心の不調を脱し、社会復帰を果たしているのであれば、この数字をあまり悲観的に捉える必要はないのかもしれません。

ですが、精神医療は本当に患者を次々と治しているのでしょうか。早期回復を期待して精神科を受診したのに、薬を処方するだけの3分診療が何年も続き、ますます悪くなっている人があなたの周りにも少なからずいるはずです。精神科が患者をきちんと治していないから、患者数が蓄積して異様に膨れ上がっているのではないでしょうか。

精神疾患の多くは今も原因不明で、精神科には病気の科学的な分類も客観的な検査法もありません。精神科医が患者の訴えをもとに手探りで行う薬物療法はハズレが多く、効いたとしても対症療法に過ぎません。iPS細胞を用いた再生医療などを最先端のスーパースポーツカーだとすれば、精神医療は産業革命前の人力車なのです。

人力車だから悪いとか、劣っているとか言っているのではありません。今はまだ人力に頼るしかないのだから、人力の良さを生かして患者と丁寧に向き合うべきだと言っているのです。しかし、それができる精神科医は多くありません。患者をのせて自信満々に走り出したものの、道に迷いまくって「目的地（回復）」にたどり着けない車夫（精神科医）は珍しくありません。人力車を途中でひっくり返して患者に大怪我を負わせたり、死亡させたりしたのに、「後ろの客が暴れたからだ」と患者のせいにして、素知らぬ顔で営業を続ける車夫もいます。

これからみなさんに紹介するケースの数々は、極めて衝撃的で現実離れしていますが、2010年代のまさに「今」起こっているノンフィクションです。縛りまくる病院、殴りまくる医師、蹴りまくる准看護師、剃りまくる看護師、嘘をつきまくる准教授、全力で逃げまくる院長、そして無責任な公的機関などが各章に次々と登場し、深刻な問題を引き起こしていきます。こうした人々や組織によって、患者の命や健康が脅かされ、奪われています。

悪質な車夫の暴走は、精神医療とその患者に対する日本社会の無関心さによって許され、促されています。被害者が必死に声を上げても、この社会は「頭のおかしな人がおかしなことを言っている」と、あっさり切り捨ててきました。

結果として、精神医療という名の人権侵害はますます深刻化し、強制入院や隔離、身体拘束が近年急増しています。年間18万人超が精神科に強制入院させられ、少なくとも1日1万人が法の名のもとに手足や胴体を縛られている。このような事態を異常と思わず、無視し続ける社会こそが異常なのではないでしょうか。

精神医療の惨状を本書で直視し、怒りや悲しみ、危機感を抱いたならば、ぜひ声を上げてください。「今の精神医療はおかしい」と。その一言が集まれば、精神医療は必ず変わります。あなたや家族が、次の被害者にならないためにも。

目次

はじめに　1

第1章　子供たちを縛りまくる病院　15

高校生患者の自殺／将来の夢は「テロリスト」／「拘束治療」を学会で堂々と報告／力で抑えつけおとなしくさせる／看護師たちはＬＩＮＥで嘆く／体罰伝える内部告発／高校生に適応外の抗精神病薬を注射／高校生にバリカン刈りの刑／子供たちを救えない行政／看護科長の「縛るしかないわね」で拘束／きれい事だけで何もしない人たち／病院は「しばきあげ施設」なのか

第２章　処方薬で踏み外した人生　39

ケース１　抗うつ薬の影響で体中に刺青を入れた主婦／抗うつ薬が招いた重大事件／抗うつ薬やめて温厚さ戻る／ケース２　猛勉強支えた市販のカフェインが過量服薬の入り口になった青年／燃え尽きた心を狂わせた処方薬／薬頼みが招いた悪循環／回復の一歩は「何かおかしい」という疑問／激しい離脱症状耐え社会復帰へ／ケース３　欲しくもない商品を盗みまくった会社員／極度のあがり症で飲み続けた抗不安薬がアダに／「ずっと飲み続けても大丈夫」と主治医／怠慢診療のツケを患者に回す医師たち／負の連鎖で増え続けた抗不安薬／睡眠薬の追加と共に始まった常習窃盗／パチンコ店で堂々と置き引き／それでも止まらず４度目の犯行／違法で無責任な無診察処方／断薬で窃盗止まるも懲役３年／刑務所内でも漫然処方／実らなかった再犯防止の改善要請／今も続く薬物偏重医療

第３章　拡大する身体拘束乱用と患者の死　71

好きな仕事を続けられず追い込まれた果てに……／「多弁気味」に電気ショック／「精神症状＝脳の病気」の危うい決めつけ／家族と医師とで明らかに異なる症状解釈／危うい「第一印象」診断／必死の抵抗を「多弁」「不穏」と解釈／家族の面会を謝絶し縛り続けた／「飛んじゃったんですよねー」と主治医／不慮の死あっても事故調査しない精神科病院／家族の面会を拒み続ける／「とりあえず身体拘束」／なぜ身体拘束が最近急増したのか／患者のための最新拘束具が乱用誘発／相次ぐ身体拘束関連の死

第４章　健康な人も餌食になる強制入院　99

埼玉ではＤＶ被害女性が措置入院に／裏目に出た１１０番通報／夫の不安と保身が生んだ嘘の「自殺企図」／不審な警察記録／まるで犯罪者扱い／「措置はタダ」と警察官が夫に勧める／保健所も右から左に手続き進める／保健所は何のためにあるのか？／「幻聴、妄想ありますか」だけの一次診察／「措置入院にしてよかった」と開き直る女性医師／二次診察の問診は観察だけ／２度の１１０番通報が病気の証？／カウンセリング受診が「病歴」にされてしまう／オムツをはかされト

イレは覗かれ……／強制入院に傷つき、退院後も社会の無理解に傷つく

第5章 隔離と薬漬けの果てに―自閉症・串山一郎さんの突然死― 127

記憶力抜群でも言葉の発達に遅れ／最先端の療育法に救われた女児／両親の愛情受けて育つ／一郎さんに学んだ広島大の学生たち／福岡の施設で充実したショートステイ／広島の施設は睡眠薬常用を迫る／「里心がつく」と3ヵ月面会できず／変わり果てた理由も説明せず遁走した院長／面会でバレた「隔離はしない」の嘘／自前の隔離ガイドラインも守らぬ病院／強引な隔離による刺激で不安定に／薬漬けと体重激減／表れた様々な副作用／背部湾曲を院長は「気づかなかった」と証言／発見時はすでに死後硬直／「非人道的な扱い」を社会に問う裁判／一郎さんが蒔いた幸せの種

第6章 患者を殴りまくる精神科医 161

暴れる患者は射殺されても仕方がない？／父母の代わりに「二十数発殴った」と得意げな主治医／「カネを積め」と追加料金を両親に要求／うつを治せない精神科が深めた傷／「話をよく聞いてくれた」主治医の豹変／隔離してトレーニング強要／入れたり切ったりのジェットコースター処方／薬剤師の指摘も無視してさらに暴走／指が折れ顔は傷だらけの娘と対面／警察動くも受け入れ病院なし／千葉県精神科医療センターも入院させず捜査中止／転院後に劇的回復／語り始めた様々な被害／暴行容疑の書類送検は不起訴に／恵さんに生じた新たな病

第7章 薬のインチキ臨床研究を患者が暴いた

195

追及に焦った医師と病院が「原本は破棄した」と虚言／1ヵ月で治るストレス反応だったはずなのに……／「統合失調症」と診断され研究に協力／同意書もなく乱数表も使わない不正が次々判明／電子カルテ改竄も／「嘘をつきました」と認めて謝罪／製薬会社から多額の支払いも／大学が研究中止決め国会でも糾弾／徹底調査で他の臨床研究も中止に／臨床研究法施行で精神科の倫理観は高まるのか？

第８章　「画期的検査法」の虚実　215
鳴り物入りで登場したＮＩＲＳ／「時期尚早」とささやかれた保険適用／測っているのは脳血流ではなく頭皮血流!?／ＮＩＲＳ研究の中心人物は語る／ＮＩＲＳの限界と悪用／ＮＩＲＳ誤診問題で学会が声明／誤診されやすい双極性障害／現状では不可能な「正確な検査法」開発／科学的な診断分類あっての検査法

第９章　「開かれた対話」の未来　235
フィンランド発のオープンダイアローグ／従来の精神科治療を凌ぐ効果が明らかに／「患者がいないところで患者の話はしない」／フィンランドの劇的な改善例／普及を妨げる様々な課題／患者の思いを精神科医が共有するツール／患者が医療機関を評価しランクづけ／年間４億円を捨て改革に邁進する精神科病院／病院全体を「こころの港」に

第10章　精神医療の暴走を支えるもの　257
看護師が増やす身体拘束／「這うこと」を受け入れる決断／最悪の事態を救った前田さんの笑顔／処方薬依存の自助グループ活動広がる／処方数制限はできたが苦しむ患者は放置／活動で「国を動かしたい」／安易に薬に頼った自分の弱さを直視／患者2人の眉を全剃りと麻呂にした看護師長／軽視される精神科患者の人権／病院は被害者の聞き取り行わず法務局は調査打ち切り／患者に暴行を加え死に追いやっても「罰金30万円」／意味不明な判決／露骨な抑制行為は看護行為なのか／不条理判決に〝生かされた〟市民感覚

おわりに　282

装　幀
bookwall

なぜ、日本の精神医療は暴走するのか

第１章

子供たちを縛りまくる病院

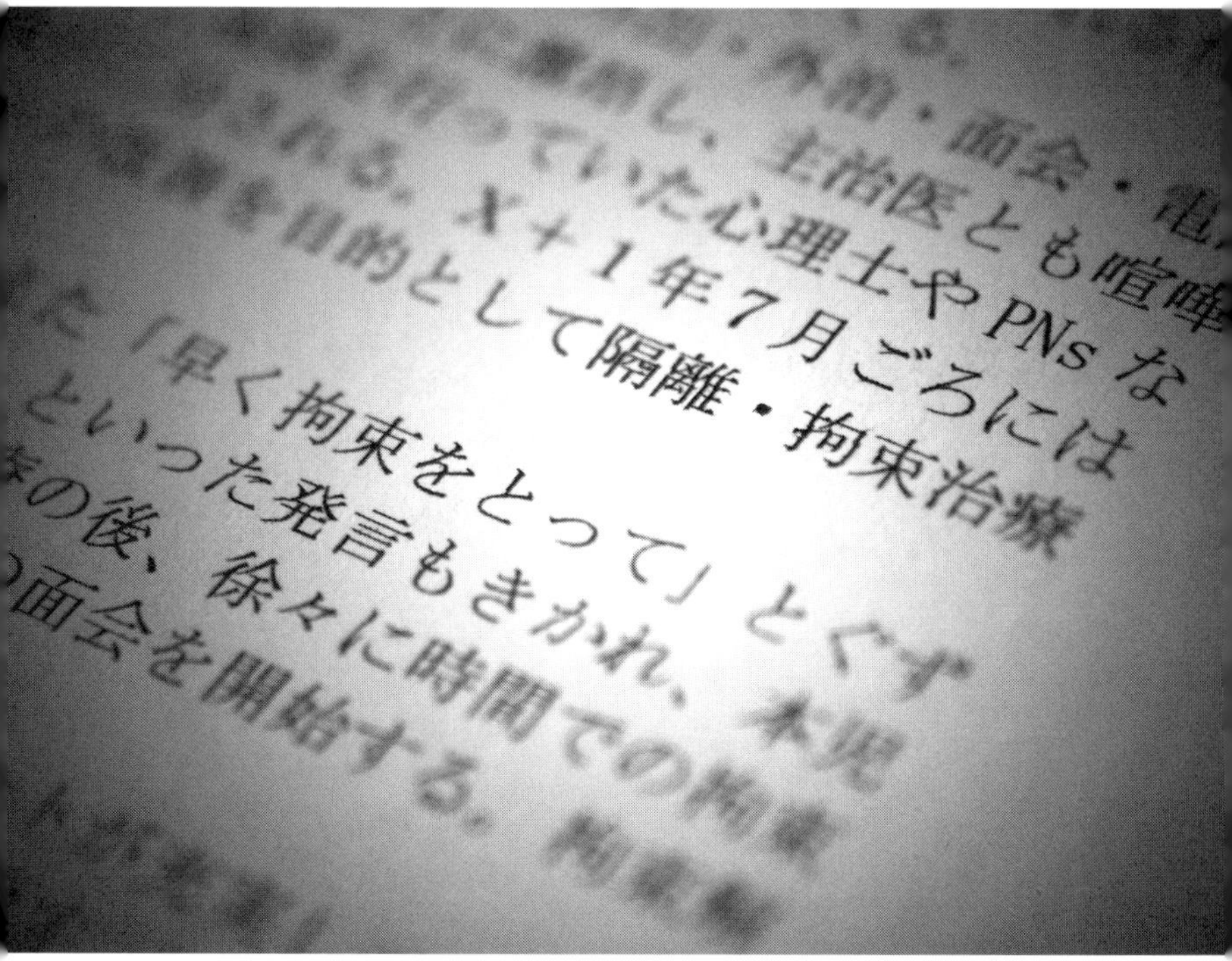

子供への「隔離・拘束治療」を報告した学会の抄録。拘束治療の目的は「鎮静化と生活リズムの改善」だという

あなたの家で飼い始めた犬に落ち着きがなく、昼夜を問わず吼《ほ》えまくる状態だったとしたらどうするだろうか？

困り果てたあなたはしつけをしてくれるトレーナーに犬を預けた。ところがそのトレーナーが行う「しつけ」とは、慣れない環境でますます不安定になった犬を狭い檻に閉じ込め、身体を縛りつけ、注射で鎮静させるとんでもない方法だった。トレーナー曰く、それは「育て直し」なのだという。

圧倒的な力と恐怖で犬の生気を奪い、屈従させる卑劣な方法。これはしつけではなく動物虐待にあたる。愛護動物に心理的抑圧や恐怖を与える行為は意図的虐待とされ、飼い主が警察に通報すれば、このトレーナーは動物愛護法違反で罰せられるだろう。

これから紹介する事例は、しかし犬猫の話ではない。登場するのは犬猫以上に守られるべき人間の子供たち。ところが、動物に行うと虐待になる行為が〝医療〟の名のもとで子供たちに平然と行われ、公的機関も踏み込んだ対応をしない。このやり切れない現実を直視していただきたい。

高校生患者の自殺

2016年9月下旬の午後、首都圏を走る私鉄で人身事故が発生した。死亡したのは高校

1年の男子生徒。自ら線路に飛び降りる姿が目撃されており、警察は自殺と判断した。電車は1時間半後には運行を再開した。少年が非業の死を遂げたばかりの現場を、満員電車が数分に一本の忙しなさで駆け抜ける。まるで何事もなかったかのように。

だが看護師の辻井綾子さん（仮名）は、この事故の衝撃を今も忘れない。男子生徒は辻井さんが勤める首都圏の精神科病院の入院患者で、自殺の数日前にも顔を合わせていた。「落ち着いた感じの子で、今後の進路のことなどを担当の看護師に話していました。まさか急に……」

この日は外出許可が出ていた。辻井さんは男子生徒の直接の担当ではなかったが「周囲との折り合いが悪く、『うつ』で入院している」と聞いていた。

衝撃の一報を受けて、病院ではスタッフの緊急ミーティングが開かれた。「なぜ私たちに悩みを話してくれなかったの」。担当の女性医師は悲しんでいる様子だったが、出席した看護師の一人は「あの子が『死にたい』と言うのを聞いたことがある。ドクターたちがきちんと聞いていなかっただけ」と漏らした。別の職員は、自分に言い聞かせるように「（自殺は）精神科病院ではよくあること」とつぶやいた。実際、この病院では以前にも子供の自殺があったという。

辻井さんは、男子生徒がどんな治療を受けてきたのか詳しくは知らない。しかし、子供への身体拘束や体罰まがいの指導を頻繁に行うこの病院で、「まともな治療を受けられるはずがない」と思う。
「何のための治療、何のための入院だったのか？　治すどころか悪化させたのではないか」。この病院の看護師たちが以前から抱いていた疑念は、ますます膨らんだ。

将来の夢は「テロリスト」

この病院では、自閉スペクトラム症などの発達障害や精神疾患の診断を受けた子供たちを「治療」と称して頻繁に身体拘束していた。「学校で落ち着かない」などの理由で入院し、病院で他の子と喧嘩を繰り返すなどした小学生の男児も、２０１７年初めに拘束された。

男児は複雑な家庭環境にあった。「落ち着かないのはそのためで、病院での不自由な生活が重なってますます苛立っているのではないか」と辻井さんは思った。その場合、優先すべきは家族関係を含む生活環境の調整になる。

ところが医師の考えは違った。男児を身体拘束で抑えつけ、強い抗精神病薬でぐったりと鎮静させ、オムツをはかせ、何もできない状態にした。そのうえで看護師が食物を食べさせたり、オムツを替えてあげたりする「育て直し」を始めた。乳幼児期の不十分な養育環境が原因で起こるという「愛着障害」を治すための「拘束治療」なのだという。

現代精神医学の名誉のために強調しておきたい。このようなオカルト療法に医師の誰もが納得する科学的根拠はなく、もちろん推奨されてはいない。ただ、１９６０年代に九州大学で「依存的薬物精神療法」と称する治療が試みられたことはある。患者を抗精神病薬で薬漬けにして「心身を弛緩状態に誘導」し、幼児のような状態まで「人格を退行」させる。そのうえで「保護的看護」による育て直しを行い、「人格を再統合」する治療だった。「ヒステリー」「強迫神経症」「恐怖症」「境界例」「同性愛」「チック症」などの10代後半から成人の患者に行われた。

当時を知る精神科医は「効果があったという研究報告もありましたが、命にかかわる薬の副作用が出たことを境に行われなくなった」と語る。これもまた、ロボトミー手術に代表される精神医療の暴走エピソードのひとつと言えそうだが、同類の手法が一部で息を吹き返し、平成の世でも行われていたとは驚きを禁じえない。

小学生の男児は一時的な解除などを経て、3ヵ月ほどで拘束がすべて解かれた。「育て直し」が終わったのだという。だが落ち着きのなさに大きな変化はなく、辻井さんは「良くなったとは思えない。かえって不安定さが増したのではないか」と感じた。

男児は拘束解除後、職員に問われて将来の夢を明かしたことがある。「テロリストになりたい」。男児はそう答えた。

辻井さんは危機感を募らせている。

「あの子はとても勉強好きなのに、周囲の大人たちのせいで本来の力を十分に伸ばせていない。勉強に集中できる環境にないから成績が伸びないのに、大人たちは能力の問題としか見ない」
「子供の親たちは病院が良くしてくれると信じているので、病院内の異様さが見えていない。人間の自由や尊厳を簡単に奪うこんな病院にいたら、子供たちは社会への恨みや怒りを募らせて、将来取り返しのつかないことになるのではないか」

「拘束治療」を学会で堂々と報告

この病院の医師や心理士は2016年、入院治療を行った男子中学生（以下A君）の症例報告を小規模の学会で行った。この時の発表内容を要約して紹介する。「拘束治療」の素晴らしさをアピールする内容になっている。

A君は、不眠、昼夜逆転、ネットゲームへの依存が続いていた。両親がたしなめたりすると暴言や暴力を繰り返したため、医療保護入院（本人の同意が得られない時、家族の同意で行う強制入院）になった。だが、A君は両親以外には礼儀正しく振る舞うことができ、入院後も病院スタッフには穏やかな態度で接した。

病院から中学に登校するようになったが、送り迎えをする母親との間で揉め事が頻発し、登校は不安定になった。すると院内でも他の患者に暴言を吐くようになった。一時外泊中に家族と大げんかをし、主治医の指示で外出、外泊、面会、電話連絡が禁止になった。スマホの使用まで制限されたことにA君は激高し、主治医にもけんか腰で接するようになった。スタッフにも暴言を吐いたが、面接を担当した心理士ら一部スタッフには甘える様子を見せた。そのため、A君の評価は院内でも割れた。

力で抑えつけおとなしくさせる

さて、症例をここまでお読みいただき、どのように感じられただろうか。A君はどこが病気で、なぜ入院が必要なのか、私にはわからない。思春期ということもあって、両親との関係がこじれていたところに、ネットゲームにはまって両親をさらに怒らせた。A君はますます反発した。それだけのように思える。

入院しても両親との関係は良くならず、イライラを募らせ、院内でも時に荒れた。A君のやりきれなさは容易に想像できる。私がA君だったとしても似たような行動をとるだろう。そんなA君に待っていたのは「拘束治療」だった。学会発表の内容をまとめた抄録の中から関連部分を抜き出してみよう。

「拒食、昼夜逆転など逸脱行為が目立つようになり、鎮静化と生活リズムの改善を目的として隔離・拘束治療が開始」

「当初は常に不安げな様子で、何かあると大泣きして看護師を呼び出す。また『早く拘束をとって』とぐずっていたが、徐々に『スタッフに謝ろうと思う』『ここはなんだか安心する』といった発言もきかれ、本児に対して拒否的であったスタッフも好意的になってくる。1ヵ月ほどの拘束治療の後、徐々に時間での拘束解除、減薬などと共にNs《ナース》付き添いによるリハビリ、心理士による面接、両親との面会を開始する。拘束解除の話が出てくると『なんか不安だ』と述べる」

「最終的には拘束治療を開始したことで、本児の病理をいかに病棟全体で抱えるかということについての理解と実践が病棟全体で進み、結果的に本児も鎮静化し、そのことで本児に対する両親の理解につながったものと思われる」

「鉄拳制裁治療」や「顔面蹴り治療」があり得ないように、「拘束治療」も存在し得ない。身体拘束は著しい人権侵害行為であり、精神科ではやむを得ない場合に限って一時的に認められるが、それは非常手段であって治療ではないからだ。圧倒的な力で子供をねじ伏せ、おとなしくさせるために身体拘束を行っているのならば、それは児童虐待であり、明らかな違法行為だ。「拘束治療」で子供たちが味わう恐怖や絶望、孤独、羞恥、無気力などのマイナ

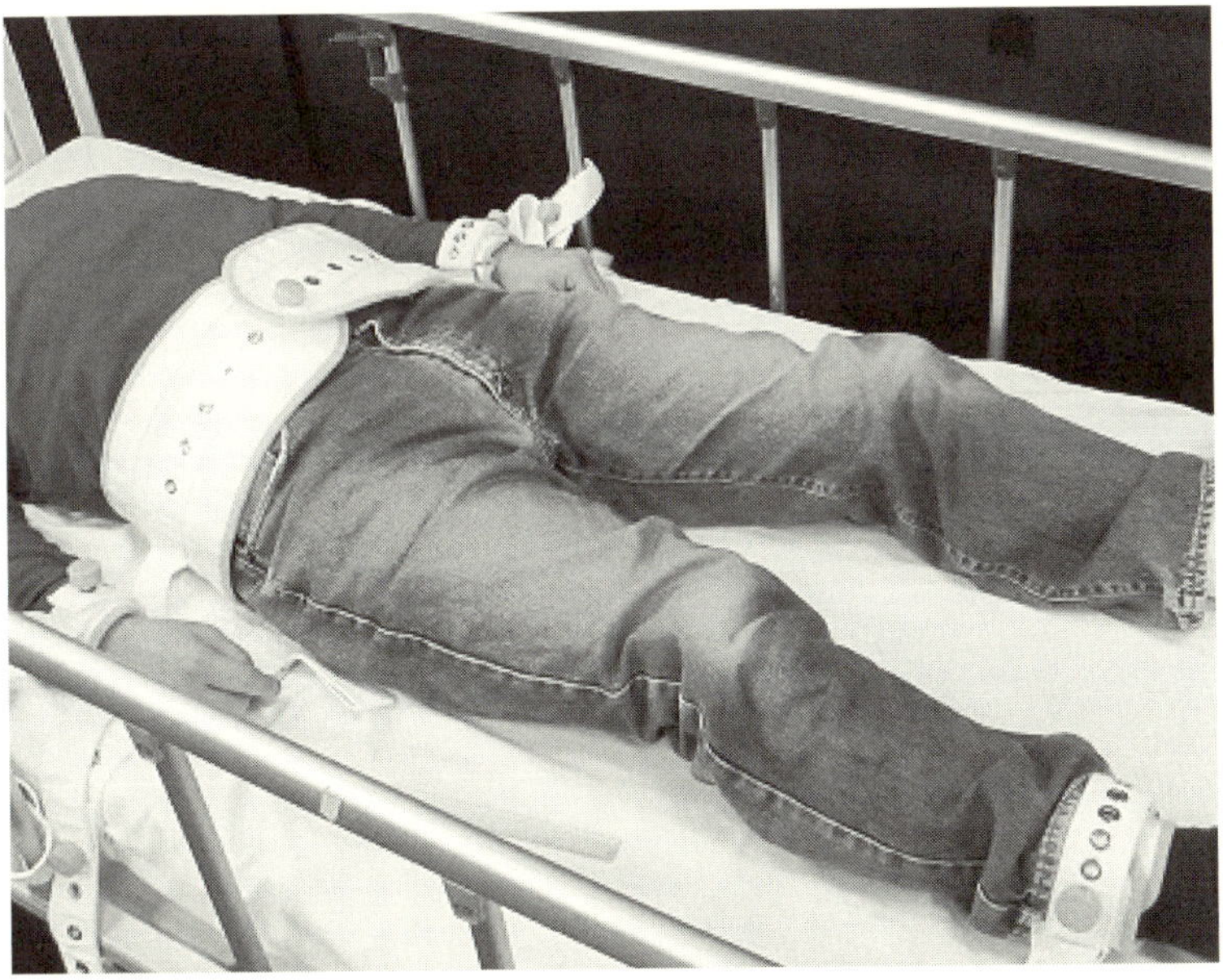

身体拘束のイメージ。手足と胴体が固定されて身動きできない（杏林大学保健学部教授の長谷川利夫さん提供）

ス感情は計り知れない。

A君は退院後、「拘束治療」のトラウマを克服して元気に暮らせているのだろうか。「拘束治療」は子供たちの心にさらなる深手を負わせ、立ち向かう気力を削《そ》いで一時的に「鎮静化」させているだけではないのか。少年院や少年刑務所でも許されない行為を、医療機関がなぜ易々と行えるのだろうか。

看護師たちはLINEで嘆く

この病院の看護師らが参加するLINEのグループトークでも、子供への身体拘束が頻繁に話題になっている。2017年に交わされた会話の一部を紹介する。
トークに参加した看護師の名はアルファベット大文字に変更した。会話に登場する患者の名はアルファベット小文字、主治医の名はZ、看護科長の名はXに変えた。会話途中の本筋に関係ない部分やスタンプは省いた。読みやすくするため句読点を一部加えたが、誤字は修正せずそのまま掲載した。

2017年5月某日、夜

看護師A　aはまだ拘束？
だよね。
看護師B　かかわり？
aはポータブル置かれたけど拘束はしてますよ。
今日のbも対応次第で拘束しなくてよかったかもしれないです。
看護師A　ちらっと見たけど。
イライラしないって約束があった。それってどうなん？
看護師C　Zは、うるさかったらすぐに拘束するんですね。昨日のcもZの面談中にモニター越しにギャーギャー言ってたら即拘束されたわ。
看護師B　子供の人権て何ぞや。

やっぱり、いろいろマズイですよあの病棟。
今日の夜勤が看護師Hと看護師I。

看護師A　あの辺も、きちんと教育受けてないって自ら言ってたからね。

看護師B　bがナースステーションに何度か入ってこようとしたら拘束。

看護師A　dだってスルリと入ってたよね。
罰!?
法律違反だわ。

看護師B　泣いてた。
何あったか話し《ママ》聞くくらいできたのに。

看護師A　まさか、また育て直しが始まるのか。

看護師B　夜だけ拘束かも。

看護師A　迷惑行為か。
関わり要求に対する対応がまちがってるからそうなるんだよ。

看護師B　どーしたらよかったでしょうか?
迷惑行為って言えば、何でも拘束オッケー何《ママ》ですか?

看護師D　Zは罰に拘束を使うので…罰です。拘束は行わないが原則ですから…
精神保健法の1番に書かれています!

看護師B　他人への迷惑行為を防ぐために、ベッドなどに体幹や四肢をひも等で縛る。
　→罰だ…

2017年5月某日、朝

看護師C　おはようございます。
虐待してる親がよくしつけのためといって紐で手足を縛る、外に出ないように閉じ込めるなどテレビでみます。通報されてますが病棟でやればOKなのでしょうか⁉
看護師D　おはようございます！
あそこは主治医の治療方針ならば、何をやってもいいと…この間のケースカンファでいってました。
たとえ、病院だろうが主治医だろうが、だめ！
看護師A　虐待です。
看護師C　法律がいらないことになります。
そーです。
看護師A　今日もしばられてるのかな？　やだなー。

看護師Ｂ　拘束４名！

看護師Ａ　わざとびっくりしよーかなー（笑）。

看護師Ｂ　耐えられないからすぐ去りました。

２０１７年５月某日、夜

看護師Ａ　ｅも知らぬ間に治験だし。お金だってさ。貧乏人は治験。

看護師Ｂ　ｅの泣いた姿をＺに見せたいです。お金とか、人間歪んでる…。

２０１７年６月某日、昼

看護師Ｂ　ｆが拘束？

看護師Ｃ　そー、エロ本を万引きしたのがバレ…お仕置きです。

２０１７年６月某日、昼

看護師Ｄ　昨日は昨日で…患者が殴り合い…収容所ダネ。

看護師Ｃ　みんなダメダメですね。良くなってる子どもがいない…。

看護師A　gとか、eとか不慣でならないわ。かわいそう。gに逃げろといいたいくらい。
看護師B　今、全体的に入院患者が多くて部長が喜んでいました。結局、この人も経営しか考えてないようです。
看護師A　病院がもうかると上層部はボーナスとか出るのかな？　それか患者減ると減給とか？
何を信念にやってるのか…悲しい。

体罰伝える内部告発

このようなやり取りが看護師の間で交わされていた2017年夏、この病院の地元の精神保健福祉センターに、不適切な身体拘束や虐待、体罰を知らせる内部告発が寄せられた。証拠資料として、この年の春に入院した男子高校生（以下B君）に関する文書なども添えられていた。私の手元にも届いた同種の資料と関係者の証言を元に、B君の境遇を見ていこう。

B君は、食品などの万引きをきっかけに入院した。彼の家庭環境は複雑で、以前にも入院したことがあり、主治医は「今回は自身の行動を省《かえり》みる為の入院」と位置づけた。病院は矯正施設ではないのに、なぜこんな意図で入院させるのか理解不能だが、とりあえず話を進めよう。

入院してしばらくの間、B君は「静養室」という名の隔離室に入れられた。入浴時以外は出られず、毎日決まったスケジュールに沿って、写経、千羽鶴折り、反省文作成、トイレ掃除、筋トレをやらされた。「パターン化した生活に関してはしっかり行えた」ことから、入院の翌月には隔離室から高校に登校し、また隔離室に戻る奇妙な通学を開始した。

高校生に適応外の抗精神病薬を注射

病院は通学の条件として、B君に「『無遅刻・無欠席』を提示」させた。B君は間もなく3人部屋に移れたが、この入院中に、幻聴や妄想などを抑える統合失調症治療薬（抗精神病薬）エビリファイの筋肉注射をされた。この注射は効果が1ヵ月続くものの、副作用も長期間続くため慎重な投与が求められている。病院はB君の入院の目的を、統合失調症の治療ではなく、「（万引きをした）自身の行動を省みる為」としていたのに、なぜこんな注射を打ったのだろうか。

関係者によると、B君の診断名は「広汎性発達障害（自閉スペクトラム症）」なのだという。エビリファイの錠剤（散剤も含む）は、2016年から「小児期の自閉スペクトラム症に伴う易刺激性《いしげきせい》」（易刺激性とは癇癪や攻撃性など）に対しても使えるようになった。ただし

「漫然と長期にわたり投与しないこと」（エビリファイの使用上の注意）を条件としている。ここでいう小児期とは6歳以上18歳未満を指す。だが、注射剤は今も統合失調症にしか使えず、子供に対しては「安全性は確立していない（使用経験がない）」と薬の説明書（添付文書）に明記されている。

国内の臨床試験では、エビリファイの錠剤を服用した小児の72・7％に副作用が表れ、中でも傾眠が48・9％に起こった。授業中に頻繁にウトウトしたら、その子は学校でますます浮く存在になりかねない。体重増加（18・2％）、よだれ垂れ流し（9・1％）、食欲亢進（9・1％）、悪心《おしん》（6・8％）、食欲減退（6・8％）、倦怠感（5・7％）などの副作用もあり、錠剤であっても自閉スペクトラム症の子供に安易に飲ませる薬ではない。

高校生にバリカン刈りの刑

B君は5月末に一度退院し、すぐにまた入院した。病院と高校を行き来する奇妙な生活が再開した。そんなある日、B君は靴下の中にロッテのガム「Fit's」のピーチ味を数個隠して持ち込もうとしたところを看護師に見つかった。病院はお菓子の持ち込みを厳しく制限しているようで、この点だけでも育ち盛りの子供には酷な環境だ。この時、B君と医療スタッフの間で次のような会話が交わされた。

看護師　「それは何？　ちょっと待って、全部出して」

B君　「いや、いいよ。もらったんだよ」

その後、看護師がかばんを取り上げ、ボディチェックを行い、主治医に報告した。看護師らは、罰としてB君の髪を剃ると言い始めた。

B君　「もうどうなってもいいよ。かまわないし。髪剃ったら学校なんて行かねぇし」

医師　「このことをどう落とし前つけるかだよ」

B君　「ちゃんと看護師さんたちに謝って行動をなおす」

医師　「信用を裏切っているんだよ。そんなに髪を剃るのが嫌ならなぜこういうのを貰ってくる。貰って来た時点でちゃんと言わないと」

B君　下を向いたまま黙る

医師　「前だけ刈ろう」

B君　下を向いたまま黙っている

結局、B君は前半分だけ9㎜のバリカンをかけられた。ずいぶんおかしな髪型になったことだろう。そのままでは恥ずかしくて学校になど行けない。

この病院はなぜ、元気に登校する生徒のやる気を削ぐような嫌がらせをするのか。これは「バリカン治療」でも何でもなく、明らかな体罰だ。同じことを学校の教師が行ったとすれば、校長らがカメラの砲列の前で深々と頭を下げることになるだろう。

子供たちを救えない行政

「医療」の看板を免罪符に、子供への「しばき」を続ける精神科病院。いたたまれなくなった関係者が資料を添え、精神保健福祉センターに告発したことはすでに触れた。これを受けて地元自治体は２０１７年秋、この病院の定期的な検査を入念に行い、院長、事務長、精神科医、看護部長、看護科長らの聞き取りも別の日に行った。結果は内部告発者に次のように伝えられた。


「（病院長と看護部長は）病棟の細かいところまではわからないと言っていました」

「（精神科医と看護科長は）バリカンは親が持ってきて、親に頼まれたから刈った。本人の同意も得ている、との回答を得ました」

「虐待や違法な拘束の事実はつかめませんでした」

あまりにもやる気のない回答だった。そこで私は、調査に入った自治体の担当課長と精神保健福祉センターの担当者に話を聞いた。同席した2人はこう語った。

「バリカンのことも身体拘束のことも、病院の記録を詳しく調べて実際にあったことを確認しました。バリカンの件は体罰と受け取られる恐れがあることを病院に伝え、病院からは中止するとの回答を得ました」

それでは「拘束治療」についてはどうするつもりなのか。私の問いに2人は困惑の表情を浮かべた。

「正直言って本当に驚きました。治療として身体拘束を行うなど、私たちも聞いたことがありません。しかも子供に。ですが医師には治療の裁量権があり、身体拘束も『法律に基づいて適切に行っている』と言われてしまうと、我々はそれ以上、踏み込みようがないのです。子供の入院治療ができる精神科は極めて少なく、選択肢がほとんどないのが実情です。私たちが、あの病院には行くなと呼びかけるわけにもいきませんし……」

なんとも歯がゆい限りだ。「拘束治療」で子供が死ぬような事態が起こらない限り、行政は見て見ぬふりをし続けるのだろう。すでに多くの子供がトラウマを背負わされているかもしれないのに。

この病院の事務長は私の取材にこう語った。

「（バリカン刈りは）行政から指摘を受けて以後は中止しましたが、保護者の希望だったので問題とは考えていません。経済的に厳しく、床屋代も重い負担になる家庭でしたので。身体拘束は法律に基づいて適切に行っています」

看護科長の「縛るしかないわね」で拘束

先に紹介したＬＩＮＥの参加者の一人でもある看護師は、バリカン刈りと身体拘束について事務長とは違った見方をしている。

「バリカンは親に持って来させたんです。親の同意があるということにするために。どうしても髪を切りたければ、定期的に病院に来る床屋さんに頼めばいいし、外出時にもっと安い床屋に行くこともできる。医師や看護科長が刈る必要はないのです。本人はすごく嫌がっていますし、罰として行ったのですから明らかな体罰です」

「身体拘束が看護科長の意見で決まることもあります。縛る理由は『迷惑行為』。病院に押し込まれた子供たちが苛立つのは当然なのに、看護科長が『縛るしかないわね』と言うと、医師もあっさり同意して本当に縛ってしまう」

「常識的な感性を保てている職員はみな、おかしいと思っています。でも、口にすると仕事を外されたり、管理職から『やめてもらってもいいのよ』と迫られたりするなど露骨なパワハラを受ける。子供たちには本当に申し訳ないのですが、今後の生活を考えると何もできない職員が多いのです」

きれい事だけで何もしない人たち

病院関係者の中には、日本精神科看護協会に問題を訴え出た人もいる。身体拘束の判断や体罰のような行為に、精神科認定看護師である看護師2人が深く関わっているとして、資格認定を行う協会に「資格更新をさせないで欲しい」と要請したのだ。

この告発者は2017年9月、東京都港区にある協会を訪れ、複数の役員に問題を詳しく伝えた。役員はそれぞれ「患者さんが不利益を被ってはならない」「看護チームを引っ張る人が偏ったやり方をしているのは問題だと思う」「時代にあった看護をしていただきたい。そのために協会は、ナース一人ひとりにどのような情報を発信すればいいのか考えていきたい」などと感想を漏らした。しかし結局は「協会には調査権限がない」ので対応は難しいという予定調和的な締めくくりとなった。

2017年12月、告発者の元に日本精神科看護協会から一枚の書類が届いた。タイトルは「精神科認定看護師制度設置規則第9条の適用に関する検討結果について」。行政の調査で「明らかな違法性は指摘されなかった」ことなどを理由に、2人の看護師は認定看護師資格の喪失、停止に関する同規則第9条には該当しないとの結論が書かれていた。

ただし、次のような記述もあった。「ご指摘については、大変重く受け止めています。当該精神科認定看護師2名に対しても、自身の言動から、よりよい看護のあり方を振り返るよう促していることを報告致します」。この姿勢が嘘でないことを願いたい。

病院は「しばきあげ施設」なのか

私は「拘束治療」を行う医師にも取材を申し込んだ。「医師の取材は事務長を通して欲しい」とのことだったので、病院に再三連絡をし、出向いたこともあった。しかし半年経っても話を聞くことはできなかった。当初は「体調不良」や「学会の準備で忙しい」ためすぐには取材に応じられないとしていたが、次第に「事務長が忙しくて対応できない」「診療報酬改定でみな忙しい」など、医師の仕事や体調とは関係のない理由を病院が示し始めた。

2018年夏、やむなくこちらが設けた期日を過ぎても取材の可否についての連絡すらなく、取材拒否と判断せざるを得なかった。「拘束治療」が目覚ましい効果を挙げているのなら取材に堂々と応じられると思うのだが、どうしたのだろうか。

家庭や学校で問題を起こしがちな子供を、親や教師が教育するのではなく、病院がしばきあげておとなしくさせる。その背景には、社会全体の許容力低下と、家庭や学校の教育力低下があるように思えてならない。使い勝手の良い「発達障害」という安易なレッテルの普及が、手のかかる子供を教育の本流から早々に排除して精神科へと追いやる流れを強めている。親も教師も仕事に追われ、手のかかる子供に割ける時間は限られている。だからといって、医療を行うべき精神科にブラック矯正施設のような役割を担わせてはならない。

問題の精神科病院では「良心的な職員は心を痛めて去り、残った職員は見て見ぬふりをし続けている」という。行政や職能団体の事なかれ主義も深刻だ。このような状況では、子供に対する過度の薬物療法やオカルト療法が水面下で拡大していくかもしれない。

子供や孫をお持ちの方は、ぜひ想像してみて欲しい。あなたの宝物が「迷惑行為」を理由に手足や腹部をベッドに括り付けられ、オムツをはかされ、泣き叫ぶ姿を。何日も、何週間も、縛られ続けるその姿を。

それで本当に良くなると思いますか？

第2章

処方薬で踏み外した人生

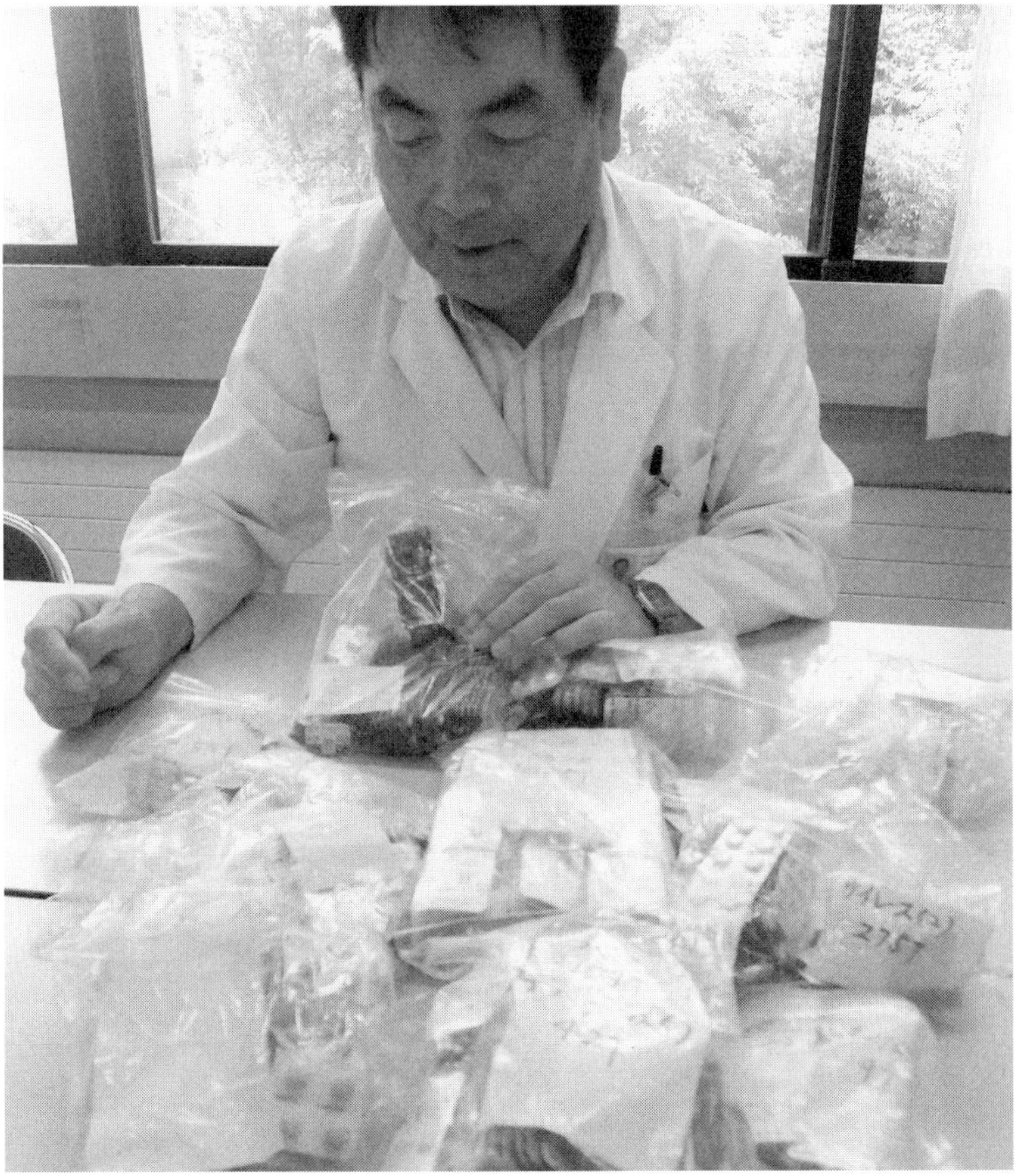

減断薬を行った患者が処方されていた向精神薬の束を示す赤城高原ホスピタル院長の竹村道夫さん。処方薬依存は無責任な医師たちが作り出した

脳に作用する向精神薬は、精神疾患に苦しむ患者たちを救ってきた。だが、医師を信じて飲み始めた抗うつ薬や睡眠薬、抗不安薬の副作用で、地獄をみる患者もいる。体質によっては性格や行動が激変し、心身のみならず人生をも激しく揺るがす苛烈な副作用に見舞われる。

日本には今、睡眠薬などの長期使用で処方薬依存に陥った患者があふれ、薬をやめられずに苦しんでいる。ところが国は実態調査をせず、救済策を示そうとしない。医師たちの無責任な漫然処方がもたらした数え切れないほどの「医原病」。その典型を3例紹介する。

ケース1　抗うつ薬の影響で体中に刺青を入れた主婦

「なんだこれは……」

赤城高原ホスピタル（群馬県渋川市）の診察室で、院長の竹村道夫さんは息を呑んだ。

患者は2人の幼子を持つ30代の主婦、上原直美さん（仮名）。上原さんの体には、経験豊富な精神科医も二の句が継げなくなるほどの際立った特徴があった。

左右の上腕、片方の下肢、背中の左上部。そこにホラー映画のジェイソンを思わせるマスクを被った人物の顔など、奇怪な刺青《いれずみ》が鮮明に刻まれていたのだ。さらに、体のあちこちにピアスを着けていた。

刺青を入れ、ピアスの穴を10ヵ所以上開けたのは、赤城高原ホスピタルを受診するまでの半年以内の出来事だった。彼女の変化は突然起こった。きっかけは抗うつ薬パキシル（ＳＳＲＩと呼ばれる抗うつ薬の一種）の増量だった。

遡ること4年。上原さんは夫との別居や子育て疲れが影響して、うつ状態と不眠に陥った。これは「脳の病気」というよりも、ストレスと過労による体の一時的な「反応」だったのかもしれない。だが、近所のクリニックの精神科医は生活環境の改善に踏み込むことなく、すぐにパキシルや睡眠薬を処方した。副作用の説明はなかった。以後、症状は一時的に改善したが、治るには至らず、通院を続けるうちに処方量が増えていった。

抗うつ薬で一時的に気分を上げても、上原さんを取り巻く環境や、自身の意識、生活習慣などが変わらなければ根本的な回復にはつながらない。出産を境にした体内のホルモンバランスの変化も、うつ状態に影響したのかもしれない。だが、投薬一辺倒の精神科治療ではそのような観点が見落とされてしまう。

パキシルの一日あたりの服用量が上限の40㎎に達した時から、温厚だった上原さんの暴走は始まった。化粧が急に濃くなり、服装はけばけばしくなった。家族への暴言が始まり、外出すると店の商品を手当たり次第に万引きした。いつの間にか刺青を入れ、ピアスの穴を開けた。

万引きで上原さんを保護した警察は、過去に犯罪歴のない彼女の異様な言動を「精神疾患による混乱」とみて専門的な治療を勧めた。ところが最初に受診した病院では「万引きは性格の問題なので治せない」と言われ、入院治療を受けられなかった。

パキシル40㎎は飲み続けた。上原さん自身も、非常に不安定なのは精神疾患のせいだと思っていたので、一刻も早く治したくて薬を欠かさなかった。だが彼女の言動はますます荒れた。自宅で包丁を握り締め、子供もいる前で「私を刺せ！」と叫んだ。

家族に促されて別の病院を受診した。ところがまた「うちでは治せない」と言われ、赤城高原ホスピタルを紹介された。竹村さんは窃盗癖治療のスペシャリストで、２０１７年末までの10年間に約１６００人の常習窃盗患者と向き合ってきた。

「彼女に突然表れた攻撃性や衝動性は、状況からみて抗うつ薬の影響と考えられました。服用をきっかけに著しい攻撃性が表れ、窃盗などの問題行動を繰り返した症例の報告を読んだことがあったからです。実際に診たのはこのケースが最初ですが、以後、複数経験しました。このような症例の報告を知らない医師は今も多いので、彼女のような混乱に陥った人を性格や病気のせいにしてしまう可能性がある」と竹村さんは語る。

抗うつ薬が招いた重大事件

重大事件の犯人が抗うつ薬などを服用し、犯行との関連が疑われたケースは少なくない。

1999年7月23日に発生した全日空61便ハイジャック事件では、機長を刺殺した当時28歳の犯人は1年以上前から抗うつ薬を処方され、服用していた。

この事件の裁判で、東京地裁は2005年3月、「被告人が、中程度のうつ状態にある中で、服用していた抗うつ剤などの影響により、被告人は、本件犯行当時、躁状態とうつ状態の混ざった混合状態に陥っており、これにより是非善悪の判断及びその判断に従って行動する能力が全く失われてはいないものの、著しく減弱していたと認められ、被告人は、本件犯行当時、心神耗弱状態にあったと認定するのが相当である」などとして抗うつ薬の影響を認め、死刑ではなく無期懲役の判決が確定した。

SSRIなどの抗うつ薬の説明書（添付文書）を見ると「重要な基本的注意」の項目に次のような記載がある。

「不安、焦燥、興奮、パニック発作、不眠、易刺激性、敵意、攻撃性、衝動性、アカシジア／精神運動不穏、軽躁、躁病等があらわれることが報告されている。また、因果関係は明らかではないが、これらの症状・行動を来した症例において、基礎疾患の悪化又は自殺念慮、自殺企図、他害行為が報告されている」

だが、このような重大リスクを患者や家族に説明する医師は少なく、抗うつ薬は安易に処方され続けている。

抗うつ薬やめて温厚さ戻る

竹村さんは上原さんに対して、抗うつ薬を少しずつ減らし、最終的に中止する約2ヵ月間の入院治療を行った。SSRIなどの抗うつ薬を突然中止すると、無気力、不眠、悪夢、めまい、感覚異常などの様々な症状が表れる恐れがあるため、時間をかけた段階的な減薬が必要になる。

減薬と並行して、子育てに疲れた原因を探るカウンセリングや、入院患者同士の活発な交流の場などを提供した。すると精神状態が急速に安定し、家族や知人たちが「優しくて世話焼きな性格に戻った」と口をそろえるまでに回復した。上原さんは、もともとあった躁病が抗うつ薬の影響で露骨に表れたケースではなく、抗うつ薬の副作用で心を激しく乱されたケースだった。上原さんは混乱時の心境を「常にイライラして自分が自分じゃなかった。万引きや刺青で、そんな自分を痛めつけたかった」と振り返った。

適切な入院治療と家族の支えで、上原さんは平穏な生活と元の自分を取り戻した。だが、体のあちこちに入れた刺青を完全に消し去ることはできず、「もっと早く薬の影響を疑っていれば」と悔やんでいる。

竹村さんは語る。

「抗うつ薬は適切に使えばそれほど危険な薬ではありません。しかし、体質によっては気分が著しく高揚する『賦活《ふかつ》症候群』という状態に陥り、思わぬ行動に出る場合がある。そのような情報を医師も患者も知っておくことが大切で、万が一の時の素早い対応につながります」

ケース2　猛勉強支えた市販のカフェインが過量服薬の入り口になった青年

高校生の時、東京の進学校に通っていた30代の男性、岡本誠さん（仮名）は、定期試験が近づくたび、決まった市販薬を薬局で購入するのが習慣になっていた。

カフェインやビタミンB_1を多く含み、眠気や倦怠感を防ぐ眠気除去薬。営業の仕事で頻繁に車を運転していた父親が、居眠り運転を防ぐためにたびたび飲んでいた薬だった。「あの薬を飲めば勉強時間をもっと増やせるのでは」。岡本さんは両親に内緒で薬を購入し、飲み始めた。

この薬の広告には「会議の時、深夜の残業、受験勉強など、ねむけをとりたいときに効果的です」とある。岡本さんも効果を実感した。

「飲むと本当に目が冴えて、毎日1～2時間しか寝なくても勉強に集中できました」

岡本さんは特に、このような薬が効きやすい体質だったのだろう。

大学受験が近づくにつれて服薬の頻度は増し、勉強時間の延長に比例して成績は伸びた。だがその影で、深刻な睡眠負債が積み上がっていった。目指した大学の理系学部に合格し、張り詰めていた気持ちが緩むと、無理を重ねた心身が悲鳴を上げた。

燃え尽きた心を狂わせた処方薬

日が昇っても、あまりにもだるくてベッドから起き上がれない。「どうしよう」。焦るばかりで打開策は浮かばない。言い知れぬ不安と悲観的な考えばかりが湧き上がった。「受験勉強でもあんなに大変だったのに、さらに厳しい勉強がまた何年も続く。もう無理だ。耐えられない」

大学は数回登校しただけで行けなくなった。昼夜を問わず体が常にだるく、やる気が起きないのに眠れない。そんな状態で内科を受診すると睡眠薬のアモバン（非ベンゾジアゼピン系）を処方された。服用すると眠れるようになったが、岡本さんはそれ以上の効果に気づいた。

「飲むと酒に酔ったような感じになり、嫌なことを忘れられる」。薬酔いを目的とした睡眠薬の使用は、直面する問題から一時的に目を背けるだけの誤魔化しに過ぎず、自分をますます追い込むことになる。だが、市販の眠気除去薬を長く使用してきた岡本さんは、薬に頼る気持ちが強く、副作用という薬の負の側面には思いが至らなかった。

「今にして思えば、眠気除去薬の力を借りた過度の徹夜で心身が疲弊し、自律神経などが乱れたことで、大学合格後のうつや不眠が起こったのだと思います。でも当時は薬を信じる気持ちが強かった。医師が処方する薬で、まさか自分が薬物依存や過量服薬に陥るとは思ってもいませんでした」

現実逃避を目的に、ベンゾジアゼピン系、非ベンゾジアゼピン系、チエノジアゼピン系などの睡眠薬、抗不安薬を飲みだすと、量が際限なく増えていく。これらの薬には深刻な依存性があるためだ。長期使用の後に服薬量を減らすと、強い不安感や激しい発汗、頭痛、不眠などの離脱症状が表れるため、薬を減らせなくなる。飲み続けるうちに効き目が落ちる耐性も生じやすく、より多くの量が必要になって薬に振り回されていく。岡本さんもそうだった。

薬頼みが招いた悪循環

自宅に引きこもり、現実と向き合う苦しさから逃れるために、アモバンや抗うつ薬を飲み続けた。服薬量は次第に増え、薬に頼る気持ちがさらに強まっていった。引きこもり3年目には過量服薬で意識を失った。アモバンを過って切らしてしまい、市販の睡眠改善薬を購入したが酩酊感を得られず、焦って大量に飲んで倒れたのだ。救急車で病院に運ばれ、胃洗浄を受けた。

以後も薬の酩酊感を求める気持ちは変わらず、内科や精神科を3～4ヵ所はしごして薬を入手した。それでも足りなくなると、インターネットを使って海外から個人輸入した。就寝前に1錠が適正量のアモバンを、日中も約3時間おきに2～3錠飲むようになった。そのため終日ぼんやりして心ここにあらずの状態が続き、食欲は失せた。薬を飲む間隔が開くと激しい頭痛や不安に襲われるので、服薬の頻度は増す一方だった。

岡本さんはこの時、気づいていなかったが、服用薬への耐性が生じたことで効果を短時間しか得られなくなっていた。そのため、通常は急激な減薬や断薬の際に表れる離脱症状が、服薬間隔を少し開けただけで起こるようになった。

社会から遠ざかるばかりの現状に焦りを感じた岡本さんは、体調不良を押してアルバイトをした。だが疲れやすく、心の浮き沈みも激しいため、次第に欠勤が増えて続けられなくなった。

慢性的な不調の原因が処方薬だとは思わず、減薬という選択肢は頭に浮かばなかった。「調子が悪くなるたびに『薬を飲んでいないからだ』と考えてまた飲んでしまう。ひどい悪循環でした」と振り返る。

このどん底の時代、家でたびたび暴れて父親を殴ったこともある。意欲が著しく減退して部屋から出られなくなり、リストカットや首吊り自殺を図ったこともある。なぜこんなに心が乱れるのか。自分の中に巣食う精神疾患という魔物のせいだと思い込んだ。そいつを押さえ込もうとして、また薬を飲んだ。

この時期に岡本さんを診た精神科医たちは、岡本さんを統合失調症や双極性障害などと診断した。服用薬の副作用は考慮せず、気分の激しい波などを病気の症状と解釈したのだ。そのため薬は増える一方で減薬の提案はなく、回復への道は開かれなかった。光が見えない苦しさに心が悲鳴を上げて過量服薬をし、あちこちの病院に救急搬送されて入院するサイクルが繰り返された。

入院中、精神科医に「発達障害の可能性がある」と言われたことがある。「薬物に対するこだわりが強いため」との説明だった。こだわりの強さは発達障害の特徴のひとつだが、岡本さんは元から睡眠薬に執着していたわけではない。処方薬依存に陥ったため薬を手放せなくなったのだ。精神科医たちのご都合主義診断はとどまるところを知らない。

回復の一歩は「何かおかしい」という疑問

回復への扉はいきなり開いた。2016年のことだ。開けたのは医師ではなく岡本さん自身だった。

「死にたい」。頭の中が最悪の4文字で埋め尽くされる日々。何もできない、何も変わらない絶望の中で、視野狭窄になった自分をふと客観視する瞬間が巡って来た。

「何かおかしい」

目の前にはいつも大量の薬がある。「なぜ自分はこれほど多くの薬を飲んでいるんだろう。こんなに飲んでいる人は周りにいない。本当に必要なのだろうか」。今まで意識しなかった当然の疑問が、堰を切ってあふれ出した。押し止めることはもうできなかった。服用していた睡眠薬などをインターネットで調べた。すると処方薬依存の情報や体験談が山のように表示された。信頼できる情報ばかりとは限らないが、すべてが嘘のようには思えなかった。

同様の情報を目にしたことは過去にもある。2015年には救急搬送された病院で処方薬依存を指摘された。ところが「自分は違う」と否定する気持ちが強く、真に受けなかった。直視するのが怖かったのかもしれない。だが今回は違う。「減薬すれば良くなるかもしれない」。頭の中に居座っていた死神は、回復への希望が芽生えたこの日を境に姿を消した。

激しい離脱症状耐え社会復帰へ

2016年夏、減薬治療を受けるため東京の公立精神科病院に入院した。睡眠薬を一気に減らすと、激しい離脱症状がすぐに表れた。吐き気、食欲不振、頭痛、倦怠感、嫌悪感、不安感、不眠、発汗、聴覚過敏……。一つだけでも苦しい症状が束になり、雪崩《なだれ》のように押し寄せた。

苦しくても、再び薬を飲んでしまえば水の泡だ。少しだけ量を戻してまた減らしたり、依存性の少ない薬に置き換えたりしながら、ゆっくり減薬していく方法が一般的だが、それでも生じる離脱症状は耐えて乗り切るしかない。生きた心地がしない苦しみは3週間続いた。

3ヵ月後、さらに入院治療を続けるため、赤城高原ホスピタルに転院した。約1年の入院期間中に、睡眠薬と抗うつ薬をすべてやめることができた。

減薬治療で重要なのは、薬を減らすことだけではない。薬酔いから覚めた時に直面する困難な現実とどう向き合うか、カウンセリングなどを通して支援する体制が求められる。

赤城高原ホスピタルでは、医師や心理士によるカウンセリングの他、入院患者が参加する院内ミーティングが様々なテーマで頻繁に開かれ、似た境遇の患者たちと悩みを打ち明け合える。以前に入院していた元患者の体験を聞くミーティングや、自分の体験を医師や他の患者たちが演劇形式で再現する「サイコドラマ」なども行われている。

「他の入院患者さんたちと話すうちに『自分一人じゃないんだ』と感じられるようになりました。みんなが似た体験をしているので、詳しく話さなくても思いを理解してくれる。『それはつらいよね』と心の底から共感してくれる。そして元気に退院していく人たちを見るうちに『自分も回復できるはずだ』と思えるようになりました」

岡本さんは2017年秋に退院し、赤城高原ホスピタルの近くに住んで、入院患者に定期的に体験を話す活動を始めた。彼の病気は統合失調症でも双極性障害でもなく、処方薬が作り出した薬物依存症だった。

まだいくらでもやり直せる年齢。真面目さゆえに根を詰め過ぎて、消耗しがちだった自分の心と向き合えるようになり、社会復帰への確かな一歩を踏み出した。

ケース3　欲しくもない商品を盗みまくった会社員

2016年2月、50代を間近にした田村一雄さん（仮名）は刑務所を仮出所し、2年4ヵ月ぶりに、妻が待つ仙台市の自宅に戻った。

罪状は常習の窃盗。仮出所後に懲役3年の刑期を満了し、自由の身になった今でも「なぜあんなことをしたのかわからない。欲しくもないものをどうして盗んだのか、自分でも理解できないのです」と言う。一見、無反省と受け取られかねない発言だが、田村さんは本当にわからないのだ。

田村さんは長く保険会社に勤務し、キャリアを積み上げてきた。真面目で曲がったことが嫌いな性格。他人様《ひとさま》の物を盗んだり、盗もうと思ったりしたことなど一度もなかった。

田村さんを変えたのは抗不安薬と睡眠薬だった。それは年月をかけてゆっくりと彼を蝕《むしば》んだ。

極度のあがり症で飲み続けた抗不安薬がアダに

抗不安薬のデパスを飲み始めたのは32歳の時だった。優秀な営業成績を収めて後輩から一目置かれるようになり、社内会議で発言や発表を求められる機会が増えた。ところが田村さんはひどいあがり症だった。顧客と対面で話す時は平静でいられるのに、仲間でありライバルでもある同僚たちの前に立ち、話をする場面では心臓が飛び出しそうなほどバクバクした。言葉に詰まり、手足が震え、冷や汗をかき、赤面した。

「同期や後輩の前で格好つけたいという思いが強過ぎたのだと思います。自意識過剰だったのですね。よどみなく話そうと意識して、かえって言葉に詰まる。するとさらに焦って言葉が出なくなり、恥ずかしさがこみ上げて体に様々な反応が出てしまった」

過剰な自意識が焦りの背景にあると気づき、失敗も経験のうちと前向きに受け止めていれば、「次第に場慣れしてうまく話せるようになっていた」だろうと今にして思う。しかし当時は「これ以上恥をかきたくない」との焦りが強過ぎて自分を客観視できなかった。

「ずっと飲み続けても大丈夫」と主治医

救いを求めて通院を始めた精神科クリニックでも、主治医があがり症の根本原因に目を向けることはなかった。「会議で物凄く緊張してうまく話せない」と聞き取っただけで不安障害と診断し、デパスを処方した。以後、十分な診察をせぬまま漫然処方を11年間続け、デパスの他に抗不安薬のソラナックスなどを追加した。

薬の効果は当初、確かにあった。「飲むと気持ちが楽になり、落ち着いて話せるようになりました。それで会議の前には必ず飲むようになったのです」

抗不安薬には、強い不安感を一時的に和らげる作用がある。苦手な会議の前に服用してうまく話せれば、自信を回復して負の連鎖を止められる。薬は次第に減らしていき、適切な心理療法を行いながら、薬がなくても過度の不安に振り回されない状態にする。これが病的なあがり症（社会不安障害）の治療戦略のはずだが、田村さんの主治医は服薬期間の見通しを一切示さなかった。それればかりか、長期使用の副作用を田村さんが尋ねると「ずっと飲み続けても大丈夫」と答えた。

抗不安薬や睡眠薬の依存性はこの当時から指摘されていたのに、副作用を過小評価する医師が日本では多かった。古くから催眠鎮静薬として使われてきたバルビツール酸系の薬は、過量服薬すると死亡する恐れがあったが、後年登場したベンゾジアゼピン系などの抗不安薬・睡眠薬は大量に飲んでも命を脅かす恐れが格段に低く、医師が安心して処方できるようになった。だが、その安心感が「ずっと飲み続けても大丈夫」などの非科学的な軽口と漫然処方につながり、多くの患者を処方薬依存に追い込むことになった。

医師の中には、患者を処方薬依存にすることで通院を続けさせ、自院の経営の安定を図る人物も存在したようだ。詳細は拙著『精神医療ダークサイド』（講談社現代新書）をお読みいただきたい。

田村さんは次第に、会議の前だけでなく、会社や家でストレスを感じるたびにデパスを口に放り込むようになった。焦りやストレスと冷静に向き合い、克服するための一時的な補助手段としてではなく、ストレスから目を逸らすための安易な逃避手段として向精神薬を用いるようになったのだ。田村さんもまた薬に振り回されていった。

服用が長引くにつれて、量を増やさないと効果を実感できなくなった。薬の効果が切れることへの不安が強まり、四六時中、薬を手放せなくなった。医師の漫然処方が、真面目な社会人だった田村さんを薬がないと何もできない人間に変えてしまったのだ。このような例は数多く、不適切処方による社会的損失は計り知れない。

怠慢診療のツケを患者に回す医師たち

田村さんの主治医は、薬物依存という重大な副作用の説明を怠り、田村さんの質問にいい加減な回答をし、症状の変化をきめ細かく評価することもなく、薬を漫然と出し続けた。医師の職責を放棄していたと言わざるを得ない。残念ながら精神科には、このような医師がたくさんいる。

職責放棄の医師たちは、自らの漫然処方の結果、患者が処方薬依存に陥って過量服薬を繰り返すようになっても「大量に飲むほうが悪い」「過量服薬する患者はパーソナリティー障害だ」などと患者のせいにする。そして反省もせずに別の患者に漫然処方を繰り返す。

処方薬依存に陥った患者は通院をやめないので、先にも書いたように悪徳医にとっては都合がいい。患者の苦しみや、過量服薬患者に昼夜対応する救急医の苦労など知ったことではないのだ。

「副作用を説明したら患者が怖がって飲まなくなる」という医師の意見もある。患者をコケにした見方だと言わざるを得ない。医師と患者が治療に関する情報を可能な限り共有し合い、ともに病気に立ち向かう姿勢は現代医療の基本中の基本だ。精神科でこの姿勢が普及しないのは、医師が患者を心のどこかでバカにしているからではないか。

負の連鎖で増え続けた抗不安薬

ベンゾジアゼピン系などの睡眠薬や抗不安薬を長く服用すると、効果が薄れる「耐性」がついたり、薬を減らすと体の不調（離脱症状）が起こる「依存」を招きやすいことは岡本さんの例でも書いた。依存が形成されて薬をやめられなくなり、耐性により服薬量が増えていくと、飲酒による泥酔と似た「脱抑制」の状態に陥り、思わぬ行動に出る恐れがある。

田村さんは、薬への依存を深めた過程を次のように振り返る。処方薬依存患者に共通する負の連鎖だ。

「ポケットやかばんに常にデパスなどを入れて、不安がよぎるたびにお菓子のように口に放り込むようになりました。すると頭がボーッとしてストレスを一時的に忘れられた。でも、いつも朦朧とした状態なので仕事でミスを連発し、その結果、さらにストレスが増してますます薬に頼る悪循環に陥ってしまった」。服薬量の右肩上がりは加速度を増した。

２０１０年、より多くの薬を求めて他の心療内科クリニックなどを受診し始めた。多い時は計４ヵ所を２〜３週間おきに受診した。肝機能の不調で通院するかかりつけの内科クリニックでも「肩こりがひどい」などと訴えてデパスを継続的に入手するようになった。実際、デパスには筋肉の緊張を和らげる作用もあり、内科医が頭痛や肩こりなどの症状に処方する例が目立っていた。

「本当は肩こりではなかったのですが、肩こりや頭痛を訴えると医師はすぐにデパスを処方するとネットの多くの書き込みで知り、試しました。本当に簡単に処方された。姑息な嘘をついてしまったのですが、この頃は薬が切れるのが怖くて自分を見失っていました」

睡眠薬の追加と共に始まった常習窃盗

デパスは毎日10~15錠飲むようになった。そこにソラナックスと、新規受診したクリニックの心療内科医が処方した睡眠薬ハルシオンが加わった。3剤ミックスの激しい酩酊感の中で、田村さんは我を忘れた。起きていても常に上の空で、心ここにあらず。そして奇妙な万引きが始まった。

最初の犯行は2011年1月、場所は仙台市内のスーパーマーケットだった。卵のパックとトイレットペーパーをショッピングカートに山盛りにのせ、レジを素通りして駐車場に出た。警備員に呼び止められ、交番で事情を聞かれた。初犯だったため、盗んだ商品の代金を払って自宅に戻った。

「なぜあんなことを」。田村さんは深く反省したが、自分の行動を理解できず、それが薬の影響だとは考えもしなかった。

そして次の犯行が起こる。わずか3週間後のことだった。場所はJR仙台駅近くのドラッグストア。万引き騒動で悲しませた妻のために何かを買おうと思い、入店したことはおぼろげに記憶している。何分いたのか定かではないが、レジを素通りして店を出た時には、化粧水とダイエット食品を両脇にたくさん抱えていた。そのまま人通りの多いアーケードをゆっくり歩いていると、うしろから呼び止められた。ドラッグストアの店員だった。

今度は交番ではなく警察署で事情を聞かれた。「なぜ同じものばかり盗ったんだ。インターネットで売ろうとしたのか」。警察官にそう訊かれても「わかりません」としか答えようがなかった。略式裁判が行われ、罰金20万円が科せられた。

前回の万引きで深く反省したはずなのに、また平気で繰り返した自分が怖くなった。妻との関係は悪化し、仕事のトラブルも増えた。ストレスは膨れ上がる一方で、服薬頻度がさらに増した。そしてまた、自他共に首をひねる奇妙な犯罪に手を染めた。

パチンコ店で堂々と置き引き

2011年8月、田村さんは仙台市内のパチンコ店にいた。パチンコやスロットをしたことは人生で数回しかなかったのだが、この日は妻と口げんかをして薬を大量に飲み、気づくとスロット台の前にいた。

そんな状態で勝てるはずもなく、現金を使い果たして椅子から立ち上がった。その時、田村さんは右隣のスロット台の上にあった黒いショルダーバッグを右手でつかみ、ゆっくりと歩き出した。それは右隣のスロット台で遊んでいた男性の所有物だった。田村さんのショルダーバッグは自分がいたスロット台の上に置いたままだった。2つのバッグは色形ともよく似ていた。

眼前であまりにも自然にバッグを置き引きされた男性は、一瞬戸惑った後に大声を上げ、周囲の客が田村さんを店内で取り押さえた。足元がふらついていた田村さんは抵抗するでもなく、腕や肩をつかまれた弾みで床にうつぶせに倒れた。

警察署での取り調べは長引き、田村さんは毎日欠かさず飲む薬があることを伝えた。だが、かかりつけの精神科クリニックは1週間のお盆休みに入ったばかりで「医師と連絡がとれるまで薬は出せない」と言われた。結局、留置室で薬なしの状態が7日間続くことになった。

その間、激しい離脱症状に襲われた。頭痛、発汗、動悸、不安、焦燥、不眠……。それまで11年間、向精神薬を切らしたことはなかったので、初めて味わう苦しみだった。体中を無数の虫が這い回っているような、ゾワゾワするかゆみにも襲われた。

取り調べが終わって留置室に戻る途中、無人のはずの別の留置室内に、若い女性と赤ちゃんの姿が見えた。「なぜ赤ちゃんまでいるのですか」。同行の警察官にそう尋ねても、口をぽかんと開けるばかりだった。母子の姿は田村さんの幻視だった。

激しい離脱症状は警察官の心証を悪くした。田村さんの顔や体からは、取り調べ中も汗が噴き出し、嘘や隠し事がばれるのを恐れているかのようだった。思考力低下で適切な言葉が浮かばず、口ごもることが多かった。

自分のバッグはスロット台の上に放置していたことを取り調べ中に知らされ、「よく似たバッグなので取り違えたのかもしれない」と感じたままに伝えても、不自然な態度や犯歴が影響して「反省せずに誤魔化そうとしている」と解釈されてしまった。

3度目の犯行のツケは大きかった。裁判で懲役1年6ヵ月、執行猶予3年の刑が言い渡された。会社にも犯歴を知られて退職に追い込まれた。

それでも止まらず4度目の犯行

真面目な会社員が出来心でここまで転落したら、さすがに改心してどん底から這い上がろうと懸命になるだろう。ところが田村さんは違った。また窃盗を重ねたのだ。出来心ではなく、得体の知れない力に突き動かされるように。

2012年1月、仙台市郊外の大型ショッピングセンター。ネコやイヌ、リスなどのイラストが多く入った赤やピンクの子供向けジャンパー5着（計約1万5000円相当）を、両脇に抱えて店を出た。万引き警戒中の私服警備員に呼び止められ、警察に引き渡された。盗んだジャンパーを見た警察官は、田村さんに子供がいないのを知ると「こんなの誰が着るんだ」「奥さんにこんな趣味はないだろう」と不思議がった。田村さんは犯行時の記憶がなく、答えようがなかった。

1年間に4度の窃盗は、あまりにも異様だった。起訴までの間、田村さんの犯行の不自然さに検察官が疑問を持ち、精神科医による簡易鑑定を行った。田村さんと妻は一緒に話を聞かれた後、それぞれ約3時間ずつ同じ精神科医と話をした。田村さんは、様々な場面に直面した時の感じ方、薬を飲むようになったきっかけ、飲んだ後の心身の変化や行動などを詳しく聞かれた。

鑑定結果は、向精神薬の影響を強く示唆するものだった。「被疑者は精神病性障害の症状に直接影響されないにしても、是非善悪を弁識する能力およびその弁識に従って行動する能力に障害があったと鑑定される」

この結果を受けて、検察官は田村さんに専門的な治療を勧めた。保釈後すぐに、11年間通う精神科クリニックに相談に行った。

主治医が田村さんを診察するのは約1年ぶりだった。この間も、薬の入手で頻繁に受診していた田村さんを診察せず、求められるままに数週間分の薬を処方し続けてきた。

「主治医は健康保険の手続きの関係か何かで、一年に1度は診察が必要と言っていました。

でもそれ以外は、直接会わなくてもデパスとソラナックスを処方してくれた。10年近くそんな状態が続いていました。処方薬依存が悪化して1ヵ月分を1～2週間で飲んでしまうようになると、『なくした』『長期出張に行く』などと嘘を言って頻繁に受診しました。誰が見ても怪しい行動だったと思います。それでも、私が『忙しいので薬だけ欲しい』と受付で伝えると、診察なしに薬を出してくれました」

違法で無責任な無診察処方

無診察処方は医師法第20条が禁じている。「医師は、自ら診察しないで治療をし、若しくは診断書若しくは処方箋を交付し、自ら出産に立ち会わないで出生証明書若しくは死産証明書を交付し、又は自ら検案をしないで検案書を交付してはならない」

慢性疾患で状態は変わらず、時間がないので薬だけ欲しい。そうした患者の声に押されて、つい処方箋を書いてしまう医師もいる。だが善意であっても、原則的には医師法違反となる。

長く診ている患者がどうしても受診できない時、家族に一時的に薬を渡す必要が生じることはある。患者のための柔軟な対応まで、杓子定規に責めることはできない。しかし依存性が強く、それゆえに処方日数制限も定められている向精神薬（デパスの処方日数が30日までに制限されたのは２０１６年）を、長きにわたって無診察で処方し続ける行為は明らかに違法と言わざるを得ない。

久しぶりに田村さんと対面した主治医は、その変わりように驚いた。11年前から変わらない「不安障害」の診断の他に「薬物中毒（薬物依存）」とカルテに書き加え、アルコールなどの依存症治療を得意とする専門病院への紹介状を書いた。自らが薬物依存のきっかけを作ったことについては、謝罪の言葉はなかった。

断薬で窃盗止まるも懲役3年

入院は４ヵ月に及んだ。依存性のある抗不安薬や睡眠薬は、飲みたい欲求を抑えられない精神依存だけでなく、切らすと体に様々な離脱症状が表れる身体依存を招く。そのため、服薬量を少しずつ削る減薬法が基本だが、「違法薬物の場合は身体依存があっても一気に断薬する。処方薬も同様の対応で問題ない」と考える医師もいて、依存性のある薬を一度に全部抜く医療機関もある。田村さんが入院した病院もこの対応だった。

止まらない発汗。虫が体中を這い回るようなかゆみ。手の震え。不眠。動悸。湧き上がり続ける不安感。体が常にそわそわして動かずにはいられない衝動。異様なまぶしさ……。３度目の犯行後に、留置室で見舞われた原因不明の体調不良と全く同じ苦しみを、また味わった。この時やっと「あれは断薬が原因だったのか」と気づいた。

苦しみにひたすら耐えて離脱症状を克服した。最初の1ヵ月は地獄のようだったが、退院時には向精神薬がゼロになり、四六時中の酩酊状態を脱した。すると窃盗癖は嘘のようになくなった。

だが犯歴が帳消しになるわけではない。退院後に出廷した法廷で、犯行動機を裁判官に問われた田村さんは悩んだ。正直な告白が裁判で有利に働くとは限らないのだ。「盗んだもっともらしい理由を作り、話したほうがよいのではないか」。だが嘘はつけなかった。これまでの取り調べ時と同じ言葉を裁判官にも伝えた。

「わかりません」

判決は懲役1年6ヵ月。執行猶予中の罪と合わせて懲役3年の実刑が確定した。起訴前の簡易鑑定で薬の影響が指摘されていたことを考えれば、厳しい判決だった。裁判官はやはり、犯行動機を明確にしない態度に心証を悪くしたようだった。

田村さんは実刑判決にショックを受けたが、正直に話したことは後悔していない。

「盗みを重ねたことは確かなのですから、そのうえ、嘘までつきたくはなかった」

刑務所内でも漫然処方

刑務所では主に事務作業などを担当した。知り合った受刑者のうち20人ほどは、睡眠薬や抗不安薬への依存を経験していた。これらの薬を飲んで田村さんのように窃盗を犯したり、重大な交通事故を起こしたりした受刑者もいた。収監後はかかりつけ医を受診できないので、否応なしに断薬に至るはずだが、処方薬依存の受刑者の多くは刑務所でも依存性のある薬を飲み続けていた。

以前に減薬を試みて失敗した経験があるという受刑者の一人は、田村さんに明かした。

「ここに入って今度こそやめようと思ったのに、常勤の医官に『将来が不安でたまらない』と訴えたら安定剤（抗不安薬）が処方された。またやめられなくなってしまった」

田村さんがいた刑務所では朝礼などの際に、薬を処方されている受刑者が列の前に出て、刑務官の前で、配られた薬を水で飲み下す。確かに飲んだ証拠として、直後に口を開いて舌を出して見せる。見守る受刑者たちは、それぞれが何の薬を飲んでいるのかわからないが、薬の配布役を任された古株の受刑者に田村さんが尋ねると「デパスなどの向精神薬が多い」と教えてくれた。

薬に振り回されて罪を犯した受刑者が断薬を決意したのに、同様の薬を何の警戒もなく、あっさりと処方する刑務所が存在する。これでは出所後の再犯を防ぐどころか、再犯を促していることになる。

実らなかった再犯防止の改善要請

田村さんが収監された刑務所では、年に一度、受刑者が感じた施設運営や処遇などへの疑問を申請書に書いて提出し、改善を求める機会があった。田村さんは向精神薬の安易な処方を改めて欲しいと考えて、申請書に次のように記入した。

医務からの処方薬について（抗不安薬、睡眠導入剤について）

精神的なバランスを崩している受刑者に対し、依存性のある強い精神安定剤を服用させ、それをカウンセリングも殆どせずに長期にわたり支給しているのは無責任な治療方法ではないだろうか。

特定していうと、何人かの受刑者からも耳にしたが、デパスという薬はよく他刑務所でも頻繁に使われている。まして、自分もデパスで約11年間やめられずに中毒《ママ》となった。

私の場合は検察からの指示で精神病院に入院し、解毒し断薬に成功したが、同衆の中にも事件後、鑑定のため入院解毒したにもかかわらず、施設に入りまた処方され、手放せなくなり困っている人もいる。投薬する際はそのような各個人のデータをしっかりと把握した上で処方すべきではないでしょうか。実際、担当の先生も本人がどのような状態になっているかわかってはいない。もっと安定剤の処方は慎重にすべきではないか。

薬物療法だけでなく、定期的なカウンセリングや自助グループなども利用が必要だ。矯正施設でまたぶり返すような処方の仕方、考え方に私は納得できない。これでは矯正どころかまた再犯の手助けをしているとしか思えません。

後日、田村さんは刑務官との面接で、安易な処方の問題を口頭でも伝えた。だが刑務官は「医者が出していることだから」と答えただけでやり過ごした。結局、申請は却下されたようで、変化は何も起こらなかった。

田村さんは語る。「受刑者の中には『飲まなきゃやっていられない』と言って向精神薬を服用する人もいました。薬を使ってでも受刑者がおとなしくしていれば、刑務所は満足なのかもしれません。だとすれば、あまりにも無責任な対応だと思います」

今も続く薬物偏重医療

田村さんも収監中、眠れない夜がよくあった。将来を思うと不安でたまらなかった。しかし、悩みや不眠を医務担当の刑務官や医師に伝えることはなかった。伝えれば向精神薬が処方され、誘惑に負けて飲んでしまう恐れがあったためだった。

「だれかに悩みを聞いて欲しい」「どうしたら自分を変えられるのか」。適切なカウンセリングを受けられない環境下で、田村さんが自発的に行ったのが心理関係の本を読みあさることだった。心穏やかに過ごすためのコツをまとめた『感情的にならない本』(和田秀樹著・新講社)などが自分を変えるのに役立ったという。

「困難な状況に直面した時でも、恥を恐れずに自分の力でぶつかっていけばよかった。でも見栄っ張りでそれができず、安易に薬の力を借りてしまった。次第に『薬を飲めば何とかなる』という発想になり、やがて薬がなくなることに怯え、最悪の事態を招いてしまった」

過剰なプライドやこだわりを捨て、自分の弱さとも向き合えるようになった田村さんは以前よりも強くなった。出所後はいくつかのアルバイトを経て、東日本大震災の震災復興に関連する重要な仕事を任されるようになった。回復を信じ、耐えて待っていてくれた妻のためにも挫《くじ》けてはいられない。

だが今でも、窃盗を繰り返した自分がふと怖くなることがある。「薬の影響とはいえ、自分の中に人のものを平気で盗る悪人がいるから、こんなことになったのではないか」

服薬量が急激に増えた頃、妻が田村さんの不思議な行動をたびたび目撃していた。飲食店に行くと、備え付けの紙おしぼりを5枚、10枚とつかみ取ったり、割り箸を束でつかんだりしていたのだ。妻が「取り過ぎよ」とたしなめると元に戻したが、自分の行動のおかしさを自覚できていなかった。

薬による酩酊下で顔をのぞかせたその姿は、狡猾な盗人の所作とは質が異なるように思える。2017年暮れの仙台での取材中にそう伝えると、田村さんは「実は単なる欲張りなのかもしれませんね」と笑った。

田村さんはもう向精神薬を必要としない。しかし、彼に複数の前科をつけた罪深き薬物偏重医療は至る所で続いている。

今回紹介した3例は、いずれも専門性の高い医療機関の受け入れで断薬に成功した。だが数え切れないほど存在する処方薬依存患者の多くは、自分の不調の原因にまだ気づかなかったり、減断薬を引き受けてくれる病院が見つからなかったりして、苦しみ続けている。

第3章

拡大する身体拘束乱用と患者の死

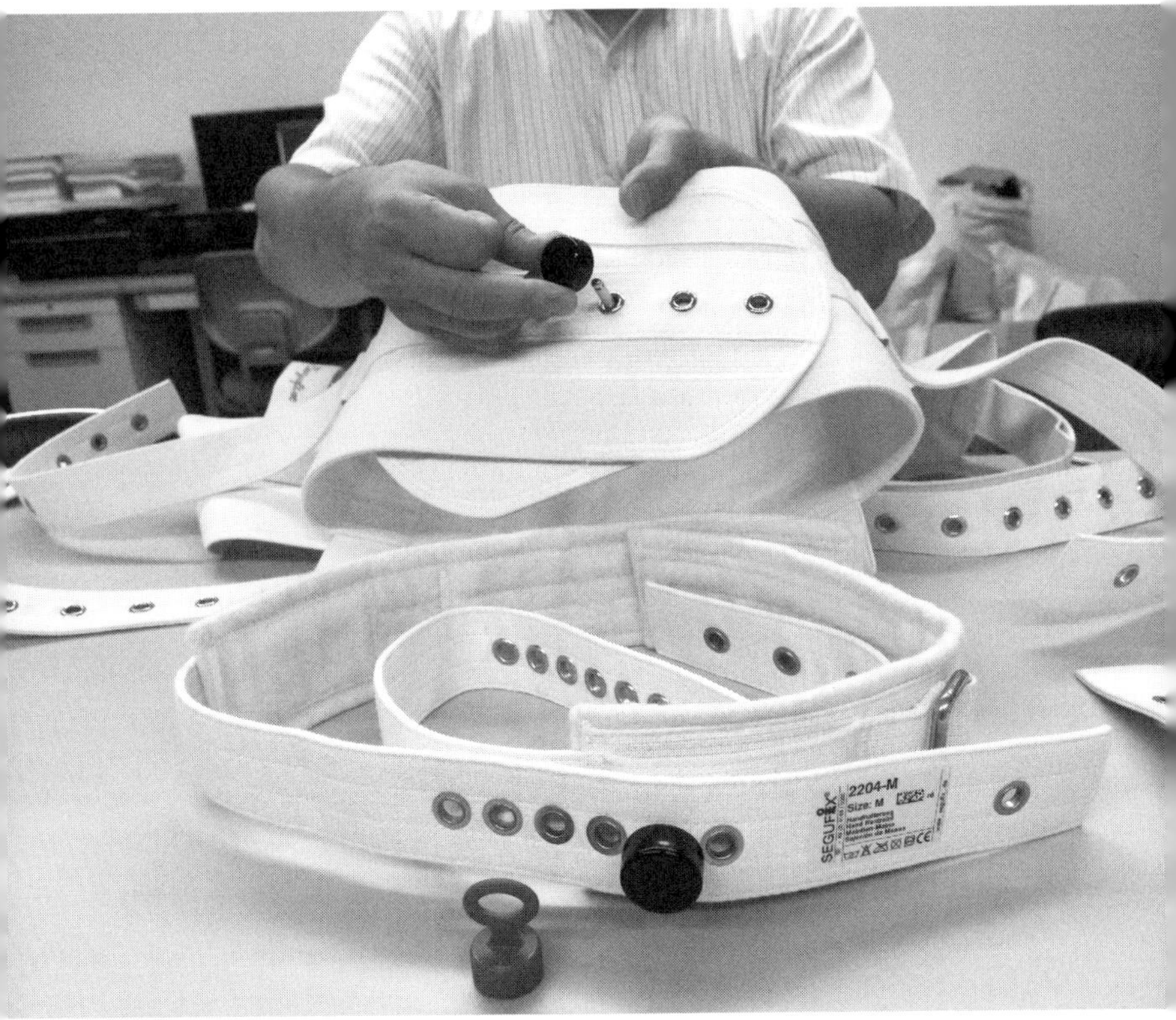

マグネット式拘束具。磁石でできたボタン型パーツをはめ込むだけで固定され、人間の力では外せない。解除用の専用のキーを近づけると簡単に外れる

明るく社交的で世話好き。東京の下町で生まれ育った西本美香さん（仮名）は、多くの人に慕われる人情味あふれる女性だった。

２０１６年2月4日、その人生は54歳の若さで突然幕を閉じた。死因は肺動脈血栓塞栓《そくせん》症《しょう》（エコノミークラス症候群）。倒れる直前まで精神科病院（以下、O病院）で身体拘束を受けていた。

老人ホームでの勤務や訪問入浴サービスなど、福祉関係の職業経験が豊富な西本さんは、結婚して子育てに追われるようになってからも、地域の福祉活動に積極的に関わってきた。

２０１４年には都営の集合住宅の生活援助員に採用された。都営住宅内の管理室のある部屋に家族と共に住み込み、居住する高齢者をサポートする仕事だった。高齢者の部屋で緊急通報装置が作動すると、管理室に一報が入る。すぐに駆けつけて、入浴中に倒れた人などを何度も救うことができた。

緊急事態がいつ起こるかわからず、常に緊張を強いられたが、人と密接に関わる仕事にやりがいを感じていた。契約は2年ごとの更新制で、問題がなければ継続できるはずだった。ところが２０１５年秋、思わぬ事態に直面した。一部住民が西本さんに関する苦情を区役所に伝えたのだ。

集合住宅には様々な考えの人がいる。共有部分の掃除やゴミ当番などは順番に行うことになっていたが、体力の問題などを理由に手伝わない人もいた。そのような高齢者も体が動かないわけではなく、パチンコや買い物には元気に出かけていた。

正義感の強い西本さんは身勝手な居住者を放置できず、手伝ってくれるように促した。もちろん時間をかけてやんわりと伝えたのだが、以前の生活援助員はこうした場面で何もしなかったこともあり、一部住民の恨みを買うことになった。それが区役所への苦情につながった。

好きな仕事を続けられず追い込まれた果てに……

区役所から伝えられた契約終了の知らせ。「クビ」の通告だった。期限までに部屋を明け渡さなければならない。やりがいのある仕事を失うだけでなく、一人息子の高校入試が間近に迫っていたこともあり、引っ越しなどの急激な環境変化は避けたかった。区役所に出向いたり、担当者に電話をかけたりして濡れ衣を晴らそうとしたが、聞き入れてもらえなかった。集合住宅の和を乱す一部住民の問題に切り込んだばかりに、西本さん自身が和を乱す元凶にされてしまったのだ。

この時の西本さんを夫はこう振り返る。

「深夜まで部屋にこもって調べ物や書き物をしていました。区役所への説明をずっと考えていたようです。トラブルが起こってからあまり眠れない状態が続いていました。新たな場所でやり直せばいいと励ましたのですが、責任感が強く、何事も突き詰めて考えるタイプだったので、気持ちの切り替えができずにストレスを溜め込んでしまって……」

引っ越しが翌月に迫った2016年1月半ば、西本さんの行動に異変が起こった。日中は笑顔をなくして塞ぎ込みがちになり、夜になると歌をうたったり、独語を続けたりするようになった。「区役所の職員の名前を連呼したり、交渉しているような独語を続けたりしていました」と夫は振り返る。

昼間は静かなのに、夜になると独語を続ける。実は、そのような状態は2012年にも陥ったことがあった。きっかけは子供の学校行事の運営を巡る母親間のトラブルだった。西本さんは軽く受け流せない性格で、亀裂に心を痛めてストレスを溜め込んでいった。次第に家事が手につかなくなり、独語が始まり、好きなJ-POPを近所迷惑なほどの大音量で聞き続けるようになった。

心配した家族は保健センターに相談し、精神科クリニックの訪問診療を受けた。西本さんはこの前年に、精神的不調が表れることもあるバセドウ病を発症していたが、クリニックの医師は採血すら行わず、躁状態とうつ状態を繰り返す「双極性障害」と診断した。西本さんは納得せず、服薬しなかった。

それまで興味のなかった米米CLUBに急に興味を持ち始めた。ライブを観て帰宅した日の深夜、夫に「石井さん（カールスモーキー石井）と結婚するので離婚して欲しい」と真顔で言った。この日だけでなく何日も言い続けたので、さすがに夫は驚き、精神科クリニックから紹介された精神科病院（死亡したＯ病院とは別の病院）を受診させた。

「多弁気味」に電気ショック

この時は重い躁状態と診断されて1ヵ月ほど入院した。初日から10日間は身体拘束をされ、頭に電流を流して人為的にてんかん発作を発生させる電気けいれん療法（電気ショック）を3度も受けさせられた。

電気ショックは、自殺の危険が切迫した重症のうつ病や、薬物治療では深刻な症状が治まらない重症の躁病などを対象としている。劇的な回復につながるケースはあるものの、その作用機序は不明で記憶障害などの副作用を招きやすい（記憶障害の多くは一時的だが、記憶の一部が二度と戻らない場合もある）。実施時に必要な全身麻酔のリスクもあるため、極めて限定的に行う治療と位置づけられている。

ところがこの病院では、医師や看護師が西本さんを「多弁的も易怒性《いどせい》はない」「落ち着いた口調で不穏さなし」「声かけには疎通良好」「こちらからの説明理解は問題なくできており、治療協力得られている」などとみていたにもかかわらず、継続的な身体拘束と電気ショックを行った。

電気ショックに同意した西本さんの母親は、「電気を流すと入院期間を短くできると医師に聞かされて、何もわからぬまま同意してしまいました。副作用などの説明は全くなかった」と証言する。西本さんの妹は「電気ショックが必要な状態ではなかったと思います。病院はお金儲けや症例の蓄積のために母を丸め込み同意させ、電気ショックを繰り返したのではないでしょうか。私たちが精神医療の問題に気づいたのは、姉の死後、受けた治療について詳しく調べ始めてからなので、この時は疑問を持っていませんでした。私たちはあまりにも無知で、次のO病院でも医師の言いなりになってしまった」と悔やむ。

1回目の電気ショックを受ける直前も「語気は穏やかであるも、多弁である」「多弁さは多少ある」程度の状態だった西本さんは、この入院で重症精神疾患向けのフルコースを押し付けられた後、解放された。退院した西本さんは外来治療を拒否した。入院中にとんでもない扱いを受けたのだから無理もない。本当に双極性障害であれば自己判断による治療の中断は禁物だが、西本さんは診断にも納得できなかったのだろう。学校での母親間のトラブルから日数が経ってストレスが減ると、薬を飲まなくても独語は治まり、本来の落ち着きを取り戻した。

「精神症状＝脳の病気」の危うい決めつけ

西本さんは2011年にバセドウ病とわかり、総合病院で服薬治療を受けた。甲状腺ホルモンが過剰に分泌される病気で、頻脈や眼球突出などの特徴的症状が表れる。さらにイライラや抑うつ、多弁などの精神症状が表れることがあるため、精神疾患と誤診される例もある。

西本さんは手の震えなどの気になる症状が軽減すると、半年もせずに通院をやめてしまった。症状が見かけ上消える「寛解」には至っていなかったようだ。妹は「もともと薬嫌いでしたので、飲み続けたくなかったのだと思います」と語る。

2012年に入院した精神科病院での血液検査では、甲状腺刺激ホルモンの数値が正常値から外れていた。しかしこの病院の医師は、精神疾患しか眼中になかったようだ。死亡した2016年にO病院が行った血液検査では、甲状腺刺激ホルモンなどの数値は正常だった。だが、更年期に差し掛かった体の変化や、検査値には表れない何らかの体の不調、慢性的な不眠などがストレス耐性の低下と脳機能の一部不調を引き起こし、独語、多弁などの症状を招いた可能性も考えられる。精神症状の原因は多種多様であり、精神科が行う限られた検査では体の不調を捉え切れない場合もある。

精神疾患とは本来、身体的原因がない（わからない）のに生じた精神的混乱を指す。そのため、精神症状を引き起こすあらゆる身体疾患にあてはまらないことを確認したうえで診断することになっている。バセドウ病による精神症状であれば、それは心（脳）の病気ではなく体の病気なので、治療法が全く異なるためだ。うつ病の診断で抗うつ薬を飲み続けても治らなかったうつ症状が、食事の改善や睡眠時間の確保で治る例もある。この場合、うつの原因は脳の病ではなく、栄養不良や睡眠不足による脳機能低下だったのだ。「精神症状＝脳の病気」という安易な決めつけは禁物で、まずは体の病気や不調を疑ってみることが欠かせない。

家族と医師とで明らかに異なる症状解釈

２０１６年に再発した西本さんの精神的不調について、夫は極めて深刻な状態とはみていなかった。この時点では精神医療に不信感を抱いておらず、２０１２年の経験もあったので「早く入院して治療すればすぐに治るだろう」と思っていた。独語は頻繁だったが口調は穏やかで、興奮することはなかった。以前の精神科病院は満床だったため、Ｏ病院に入院することになった。

１月21日の昼、夫が西本さんの手を握り「すぐに戻って来れるからね。病院に行こうね」と言葉をかけた。西本さんはうなずき、心配する両親も乗り合わせたタクシーでＯ病院に向かった。西本さんはこの日、昼近くまで寝ていて食事を摂っていなかったので、母親が買ってきたおにぎりを待合室で食べ始めた。するとすぐに診察の順番が回って来たため、主治医を務めることになる医師の前でも椅子に座っておにぎりを食べ続けた。

健康な精神状態にある中年女性が、診察中におにぎりを食べ続けることはない。食べながら独語も続いていた。西本さんの精神状態は確かに正常ではなかったのだ。しかし、診察に同席した夫は断言する。「暴れてもいないし興奮してもいない。不穏でも多動でもありませんでした。この頃は睡眠もとっていて、夜も寝ずに活動し続けるような躁状態でもなかった」

ところが医師は、カルテにこう記した。「夫に伴われて独歩にて来院。体格の良い女性。礼節をたもてず馴れ馴れしい口調で一方的に話し続ける。診察中には急に大声を出す場面もあった。会話内容は次々と話題がかわる。観念奔逸、高揚気分、多弁、多動、興奮をみとめ躁状態であり入院加療が必要であるが、本人は病識欠如し入院に同意できない。そのため夫同意のもと医療保護入院が必要と判断した」

西本さんに同時に接しながらも、家族と医師とでは症状の受け止め方に著しい違いがあった。客観的検査法がない精神科の致命的欠点が、ここでも深刻な影を落とした。

危うい「第一印象」診断

医師は西本さんが「高揚気分」や「興奮」の状態にあると感じたようだが、夫や父母はきっぱりと否定し、次のように語る。

「診察室でも独り言はありましたが、怒り出したりはせず、むしろ口数が少なくおとなしかった。診察を受けるまでの数日間、独り言が途中で一瞬大きくなったことは何度かありました。でも興奮が収まらずに大声を出し続けたわけではありません」。家族は西本さんの状態を心配していたので、症状を軽くとらえようとする心理は働いていなかった。それでも重症の躁状態にあるとは思えなかったのだ。

診察中にも、西本さんの控え目な独り言は途中で一瞬、ボリュームが上がった。家族は経験上、それを精神的不調ゆえの言葉の抑揚の変化と捉え、感情を抑え切れずに爆発させた大声とは思わなかった。ところが医師は、この抑揚を「高揚」や「興奮」と感じたのだ。例えば、日本人が耳慣れない中国語を聞くと大声で怒っているように感じるが、当の中国人にしてみれば普通に話しているだけ、という認識の違いをイメージするとわかりやすいのではないか。

医師がカルテに書いた症状は、初対面の医師が脈拍や血圧すら測らずに抱いた西本さんの「第一印象」に過ぎない。解釈の仕方は医師の胸三寸。精神科の診断がいかに危ういか、おわかりいただけるだろう。だからこそ、優れた精神科医は安易な決めつけやわかったふりをせず、診断よりもまず個々の患者を知ることを重視する。西本さんを診た医師はどうだったのだろうか。

西本さんが診察中もおにぎりを食べ続けたのは、確かに礼節を保てない異様な行動で、普段の様子とは明らかに異なっていた。しかし、この日最初の食事の途中で診察室に呼ばれたことを知る家族と、状況を知らない医師とでは、受け止め方に大きな差が生じかねなかった。

医師が何をもって「多動」と判断したのかはわからないが、おにぎりを食べ続ける行動が判断材料の一つになったのかもしれない。結局、医師は重症の双極性障害と診断した。家族と別れた西本さんを隔離室に招き入れ、身体拘束を行い、鎮静のための薬を点滴した。医師は身体拘束の理由を「多動不穏」と記し、「精神運動興奮を呈し安静保てず」と追記した。

必死の抵抗を「多弁」「不穏」と解釈

西本さんは8日間、身体拘束を受け続けた。拘束開始は1月21日午後2時。この日、看護師が記入した「身体管理フローシート」には、「指示にて胴・両上肢拘束開始」とある。午後3時の記録には「皆、イスラム国（過激派組織ISのこと）よ。皆、死ぬのよーと繰り返す。泣き顔、泣き声で言う。多弁、滅裂言動にて不穏」と記されている。

ここだけみると、西本さんはやはり深刻な精神疾患のように思えるが、読者の皆さんは人間として当たり前の感覚や感情で考えてみて欲しい。適切な治療を受けるために入院した病院で、いきなり腕と胴体を縛りあげられたら自分はどうするだろうかと。大声を出すのは当然で、男性であれば怒り、女性であれば泣き叫ぶのではないか。もちろん私も身をよじって暴れるだろう。「おまえらＩＳか！　自分がこんなことをされたらどう思うか考えてみろ！」と怒り狂うに違いない。

多弁、滅裂言動、不穏。どれもいきなり縛られたら当然起こりうる反応だ。それでも縛られ続けると、人は絶望感にさいなまれて無抵抗になる。身体拘束をした患者を害虫の如く見下し、必死の抵抗を「不穏」と表現し、絶望による感情の喪失を「改善」と見る医療者こそ、不穏極まりない。

日本において、意に反する身体拘束は言うまでもなく禁じられている。憲法が保障する身体の自由を露骨に奪う行為なのだから当然だ。しかし例外がある。精神医療の現場では、精神保健指定医の資格を持つ精神科医が「やむを得ない」と判断すれば身体拘束を行える。ただし対象となる患者の状態は、精神保健福祉法第37条第1項に基づいて規定され、「自殺企図又は自傷行為が著しく切迫している」「多動又は不穏が顕著である」「精神障害のために、そのまま放置すれば患者の生命にまで危険が及ぶおそれがある」の3つに限られる。だが先にも書いたように、「不穏」などの感じ方は人それぞれなので、精神保健指定医が不穏多動や自傷他害の切迫性などを拡大解釈すれば身体拘束を乱発できる。

家族の面会を謝絶し縛り続けた

身体拘束は精神症状を悪化させ、長引けば身体機能が衰える。体を動かせないばかりか、排尿、排便のためオムツ着用や導尿が強制され、自尊心をズタズタにされる。それでも行わなければならない身体拘束など、どれほどあるというのか。

西本さんの夫は言う。「妻に自傷や他害の恐れなどありませんでした。なぜ縛られたのか全く理解できない。状態によっては拘束する場合があると説明を受けましたが、妻は穏やかだったのでまさか本当に縛るとは思わなかった。病院は家族の面会を禁じて、詳しい治療経過すら説明してくれなかった。私たちは縛られていることも知らなかったのです」

身体拘束は倒れる直前まで8日間続いた。身体管理フローシートを見ると、21日夜には「体動・独語あるも大声みられず。不穏さなし」の状態となり、22日以降も「不穏みられず」「体動なく静かに臥床している」「声かけにも対応穏やか」などの記述が目立つ。2012年に別の精神科病院で身体拘束された時の記録と似ている。O病院の医師や看護師も「体動なし」「穏やか」「静か」などと判断しながらも、身体拘束を続けた。24日午後3時30分には、西本さんが「子供が受験なので心配」と話したにもかかわらず、面会謝絶状態を変えなかった。

この8日間のうち、西本さんの拘束が解かれたのは、25日夜以降の食事とトイレの時だけだった。食事やトイレが終わるとまた縛られた。1月26日の夕食後には、次のような記述がある。

「再拘束　拒否なくスムーズ」

身体拘束を拒まず、興奮も抵抗もしていない人をまた縛りあげたのだ。一体、何のための身体拘束なのか。

28日午後1時、夫が病院を訪れて面会を希望したが、対応した相談員が「落ち着いているけど、まだしゃべりが続いています。面会は来週から」と言って拒んだ。ちょうど同じ時刻の身体管理フローシートには「表情明るく笑顔」と書かれている。面会が不可能なほど荒れた状態だったとは思えない。

同日午後2時30分、西本さんはスタッフ2名の付き添いでシャワーを浴びた。入院して以来、初めての入浴だった。午後3時、主治医はやっと身体拘束の解除を決め、隔離のみで様子を見ることになった。

午後3時10分、シャワーを終えた西本さんは隔離室に戻った。間もなく、室内で大きな音がしたのでスタッフが駆けつけると、西本さんがベッドの上であおむけに倒れていた。血圧測定不能。心肺停止状態となった。医師が蘇生措置を行い、心拍は再開と停止を繰り返した。救急搬送先が決まったのは午後4時過ぎ。救急車で大学病院に運ばれたが意識は戻らず、脳死状態に陥った。

「飛んじゃったんですよねー」と主治医

西本さんの命の灯が消えようとしていた2月1日、夫や妹ら家族5人がO病院を訪れ、主治医に説明を求めた。ニヤニヤしながら現れた主治医は謝罪どころか挨拶もなしに、軽い口調でこう言ったという。

「飛んじゃったんですよねー」

「こういう事例はよくあることで、この病院でも過去に起きています」

「飛んじゃった」とは血栓のことだ。血の塊である血栓は、ベッドで寝たきりになっているなど体が不活発な状態にあると生じやすく、主に脚の静脈内にできる。体を再び大きく動かした弾みなどで大きな血栓が剝がれ、血流に乗って血管内を移動すると、心臓を経て肺につながる肺動脈を詰まらせてしまう。その結果、呼吸困難や胸痛などの症状が引き起こされ、最悪の場合は死に至る。

体を動かせない身体拘束を行うと、当然のことながら血栓のリスクは跳ね上がる。そのため身体拘束をやむを得ず行う場合は、Dダイマーと呼ばれる血液検査で血栓の有無を定期的に確認する他、十分な水分補給や、脚に弾性ストッキングをはかせるなどの徹底した予防措置が必要になる。ところが主治医は、西本さんに弾性ストッキングをはかせていなかった。「どんな予防措置を行ったのか説明して欲しい」と家族が問うと、「足の拘束をしない（動かしてもらう）。Dダイマー測定。予防措置はこの2点のみ行いました」とメモ用紙に書いて説明した。脚を拘束しなくても、胴体を固定すれば血の巡りが悪くなり、血栓が生じやすくなると指摘する医師は多いのだが、西本さんの主治医は脚を拘束しなければ血栓はできないと考えていたようだ。

不慮の死あっても事故調査しない精神科病院

西本さんのケースは、弁護士らが仲裁者となって和解の道を探る医療ＡＤＲ（裁判外紛争解決手続）では解決せず、２０１８年、民事訴訟で争うことになった。

このケースは、身体拘束を経て起こった他の死亡例にも共通する問題を多く含んでいる。まずあげられるのが、精神科病院の不誠実な対応だ。このような突然の患者死亡があっても、精神科病院は事故調査をしないことが常態化している。Ｏ病院もそうだった。

２０１５年10月に施行された医療事故調査制度では、医療が原因になったと考えられる予期しない死亡、死産が医療機関で発生した場合、日本医療安全調査機構（医療事故調査・支援センター）への報告を義務付けている。医療機関は外部委員を含む調査委員会を組織し、死亡に至った経緯を調べて報告書を作成し、機構に提出して再発防止に努める。

ところがこの制度には大きな欠陥がある。医療機関が「医療に起因しない死亡」と判断すれば、報告や調査を行わずに済んでしまうのだ。西本さんの家族はO病院に何度も事故調査を求めたが、「医療に起因しない」と突き放された。家族は機構に相談し、機構は家族が強く調査を求めていることをO病院に伝えたが、強制力はなくO病院は動かなかった。

血栓のリスクが高い身体拘束を経て起こった肺動脈血栓塞栓症を、なぜ調べもせずに「医療に起因しない」と断言できるのか。O病院の考えは裁判で明らかになるはずだが、これまでの説明などを踏まえると「西本さんの血栓は入院前からあった」と主張することが考えられる。

解剖の結果、西本さんの左右の肺動脈で見つかったのは「器質化血栓」だった。器質化血栓とは、比較的古い血栓を指す。できたばかりの柔らかな血栓ではない。とはいえ「血管を詰まらせたのは入院前からあった古い血栓だ」との結論は短絡的過ぎる。意識を失って大学病院に運ばれ、死亡するまでの約1週間、西本さんには血栓を溶かす薬などが多く投与された。そのため新しい血栓は溶けてなくなり、比較的古い部分だけが残った可能性が高い。

西本さんがO病院に入院した時、Dダイマーの数値は1・1μg／mℓで、ほぼ正常値だった。この時点では下肢の静脈に問題になるような血栓はなかったと考えられる。1週間後、突然倒れて大学病院に搬送された時の数値は292・1μg／mℓに跳ね上がっていた。この数値の異様な変化を見れば、血栓は身体拘束中に脚の静脈で形成されて大きくなり、拘束解除と入浴のタイミングで血流にのって動き出し、肺動脈を詰まらせたと考えるのが自然だ。それでも「医療に起因しない」と言い切れる証拠をO病院は持っているのだろうか。

家族の面会を拒み続ける

O病院が家族の面会を拒み続けたことも理解に苦しむ。面会は、医療的な意義と人権擁護の観点から、精神科病院であっても原則的に自由に行われるべきものと国は位置づけている。ただし、「病状の悪化を招き、あるいは治療効果を妨げる等、医療又は保護の上で合理的な理由がある場合であって、かつ、合理的な方法及び範囲における制限」（精神保健福祉法第37条第1項の規定に基づき厚生労働大臣が定める基準）は認められている。例えば、家族間のトラブルが精神症状の背景にある場合、家族との面会は治療上の理由でしばらく制限することは可能だろう。

しかし、西本さんの家族関係は症状が表れる前も、表れてからも悪くはなく、面会を阻む理由が見つからない。しかも夫は医療保護入院（本人の同意が得られない場合に家族の同意を得て行う強制入院）の同意者なのだ。医師がもし、西本さんと夫との関係に深刻な問題があると見たのであれば、そのような夫を同意者にして強制入院を行うのはおかしい。拙著『精神医療ダークサイド』でも取り上げたように、家族の悪巧みで病気でもない人が医療保護入院させられる問題が実際に起こっているのだ。

面会を拒んだ医師ら病院関係者はこう考えていたのかもしれない。①身体拘束を家族が見る、②苦情を言う、③身体拘束を続けられなくなる、④対応の手間が増える。家族が1週間ぶりにやっと対面できた西本さんは、脳死状態の変わり果てた姿になっていた。

O病院に限らず、精神科病院では家族の面会をしばらく阻む対応が珍しくない。そのような病院の中には面会できない理由を詳しく説明せず、その間に患者を身体拘束したり、薬漬けにしたりする施設もある。入院中の患者の様子を電話で訊くたび、「順調に回復していますよ」と病院スタッフは話していたのに、実は身体拘束や多量の薬で抑え込んでいただけで回復には程遠かった、という苦々しい経験をしている家族は多い。

患者や家族に丁寧な説明と回復までの道筋を示したうえで治療を行い、治療の進み具合や回復度などを逐次伝えていくオープンな対応が現代医療の大原則だ。回復までの治療戦略を示さないばかりか、面会すら拒んで勝手にことを進めるブラックボックス精神科は、医療の体をなしていない。

「とりあえず身体拘束」

西本さんのケースのように、初めから身体拘束ありきで対応する精神科病院は多い。「とりあえずビール」の居酒屋感覚で「とりあえず身体拘束」をやられたらたまったものではないのだが、その傾向は近年著しく強まってきた。

2016年4月8日、私は読売新聞朝刊で「身体拘束10年で2倍　1日1万人」というニュースをスクープした。精神科病院では調査日（毎年6月30日）の一日だけで1万人超が身体拘束の状態にあり、10年前の2倍に増えたことが厚生労働省の調査でわかったのだ。この数には、介護現場や一般病棟で法的根拠がないまま勝手に行われている身体拘束は含まれない。このニュースは多方面に衝撃を与え、2017年夏には、厚生労働省研究班による本格的な実態調査が始まった（この調査は2017年度中に報告書をまとめる予定だった。ところが日本精神科病院協会などの圧力を受けて、2018年秋現在も調査はストップしたままだ）。身体拘束ゼロを目指す先駆的な精神科病院の取り組みは第10章で紹介する。

海外の精神科病院でも身体拘束は行われるが、数時間から長くても数日が一般的だ。イタリアの精神科医で、ボローニャ精神保健局元局長のイヴォンヌ・ドネガーニさんは語る。

「身体拘束を行う病院はイタリアにもあります。でもそれは違法薬物で暴れるなどした急性期の患者にやむを得ず行うケースです。適切な薬の使用と状態の観察を続けながら、スタッフが頻繁にミーティングを行い、ほとんどは数時間で解除しています」

「患者は不安を募らせて混乱しています。そのような人を拘束したら、不安が増して怒りが生じます。それでも拘束を続けると感情自体が薄らいで、病状がますます悪化してしまいます。身体拘束は治療ではないのですから、一刻も早く解除しなければなりません」

なぜ身体拘束が最近急増したのか

数週間から数ヵ月、長い場合は1年以上も患者を縛り続ける日本は、桁違いの身体拘束大国といえる。なぜ日本では身体拘束が頻繁に行われ、それも近年急増したのか。看護師ら医療スタッフの不足が安易な拘束の一因であることは間違いないが、精神科病院の深刻な人手不足は今に始まったことではなく、近年の急増の一番の要因とはみなしがたい。認知症患者の増加の影響を指摘する声もあるが、厚生労働省の患者調査によると、精神病床に入院する認知症患者（アルツハイマー病、脳血管性など）は2005年の5万2100人に対して、2014年は5万3000人とほぼ横ばい状態にある。

ではなぜ身体拘束が急増したのか。現場が縛らざるを得ない状況に追い込まれていることと、縛りやすい道具が普及したことが影響しているのではないだろうか。

認知症などの高齢患者が院内を徘徊して倒れ、けがをしてしまったら、病院は家族から管理責任を厳しく問われ、世間からも厳しく糾弾されかねない時代になった。患者の回復を願い、身体の自由を最大限尊重するよりも、「患者さまの安全のため」をお題目に身体を縛りあげ、「病院の安全」を守ろうとする、事なかれ主義が蔓延した。トラブルや訴訟に怯える医療者はわが身を守ろうとして、本来は最終手段である身体拘束を最優先する。そこに「患者のための医療」は存在しない。

隔離室に入れておきながら、さらに「患者さまが暴れてけがをするといけない」と身体拘束まで行う対応は保身の最たるものだ。良心的な医師や看護師が患者目線の縛らない取り組みを進めようとしても、上層部や院内の医療安全管理委員会が守りに入った病院では実践を妨げられる。そして患者はますます縛られていく。

患者のための最新拘束具が乱用誘発

簡単に人の体を縛ることができるマグネット式拘束具の普及も、安易な身体拘束を増やした原因と考えられる。拘束帯（保護ベルト）を腕、脚、胴体に巻くと磁石の力で固定できるので、きつく縛りあげる必要がない。一度固定すると人の力では外せないが、専用のキー（別の磁石）を近づけるとすぐに解除できるため、拘束する側の手間を減らせる。

海外で誕生したこの拘束具は、日本初の精神科救急機能を備えた千葉県精神科医療センター（千葉市美浜区）が、１９８５年の開設に合わせて国内で初めて導入した。初代センター長を務めた計見《けんみ》一雄さん（日本精神科救急学会初代理事長）が開設に先立ち、米国での使用状況などを視察して導入を決めた。

計見さんは振り返る。「当時、日本では患者の体を柔道着の帯などで縛っていました。これでは寝返りもうてない。そこで導入したのがセグフィックスという名のマグネット式拘束具でした。この拘束具を使うと固定の強さを簡単に調整できるので、患者は寝返りをうつこともできる。激しく暴れてやむを得ず縛らなければならない患者に対しても、可能な限り身体の負担を減らしたいという思いで導入しました」

以来、マグネット式拘束具は他のメーカーからも価格を抑えた商品が販売されるようになり、国内で普及していった。計見さんの思いと同じく、多くの病院は患者の負担を減らしたいと考えて導入したのだろう。ところが「患者の体を簡単に固定できる」という医療者にとって好都合な側面が、現場の多忙さと相まって医師や看護師の行動に影響を与え、安易な使用が広がったのではないか。

やがて医療者は、人の身体の自由を奪う非人道的な行為を肯定したい欲求に駆られるようになった。医療行為ではない身体拘束を治療の一環であるかのように捉え、ここでも「患者さまのため」というフレーズを乱用し始めた。より早い回復につなげるために身体拘束を行うというのだ。こうした考えは精神科救急の現場で顕著になった。その結果、後ろめたさもなく乱発する「とりあえず身体拘束」病院が次々と出現した。

計見さんは現状を憂えている。「身体拘束は治療ではない。精神科医の一番の仕事は患者の話を聞くことですが、激しく暴れてそれが不可能な場合にやむを得ず行う非常手段です。身体拘束は患者の話を丁寧に聞くために、極めて限定的に行うものなのです。拘束後、医師は患者に寄り添って話を聞き、落ち着いたら即座に解除しなければならない。ところが現状は、患者を理解する努力を怠り、拘束だけして患者をほったらかしにする傾向が強まっている。身体拘束は医療者が楽をするための手段になってしまっている」

ドイツ製のセグフィックスを輸入販売する松吉医科器械株式会社のサイトには次のような説明がある。

「開発のきっかけは、重度の肺炎に苦しむ二歳の男の子でした。入院していた男の子のベッド上での安全を目的として、父親が息子のために保護ベルトを開発。そんな父親の思いは今も受け継がれており、患者様を第一に考えた優れた製品は、世界中で高い評価を受けています」。父親の思いは日本でも本当に受け継がれているのだろうか。

ちなみにセグフィックスの全身用セットは定価6万5000円～7万9000円（税別、2018年10月時点）。在宅の患者を勝手に縛ると明らかな犯罪行為になるので、一般の人は購入できない。

相次ぐ身体拘束関連の死

この章では西本さんのケースを中心に身体拘束問題を検証した。同様の悲劇は日本各地で繰り返されている。ニュージーランドと米国の二重国籍を持ち、鹿児島県志布志《しぶし》市の小中学校で英語教師（外国語指導助手）として働いていたケリー・サベジさんもその一人だ。2017年5月、神奈川県内の精神科病院で身体拘束11日目に心肺停止状態に陥り、救急搬送された病院で死亡した。27歳だった。このニュースは海外で大きく報じられ、長期入院や過剰投薬などで国際的な非難を浴び続ける日本の精神医療は、またしても恥を上塗りした。

ケリーさんには双極性障害の持病があった。仕事には影響がなく教師生活は順調だったが、この時は服薬中断などが影響して、遊びに来ていた神奈川県の兄の家で変調をきたした。室内で服を脱ぎ、大声を上げるなどした。兄に暴力を振るうことはなく、精神科病院での診察時には落ち着いていたが、指示に従ってベッドに横たわると、すぐに胴体と腕、脚を拘束された。

ケリーさんの死後、病院はカルテすらも出し渋り、閲覧だけにとどめようとした。2017年7月19日、母親でニュージーランド・ビクトリア大学教授（地震学）のマーサ・サベジさんらが厚生労働省などで記者会見を行い、国内でも大きなニュースになったことで、やっ

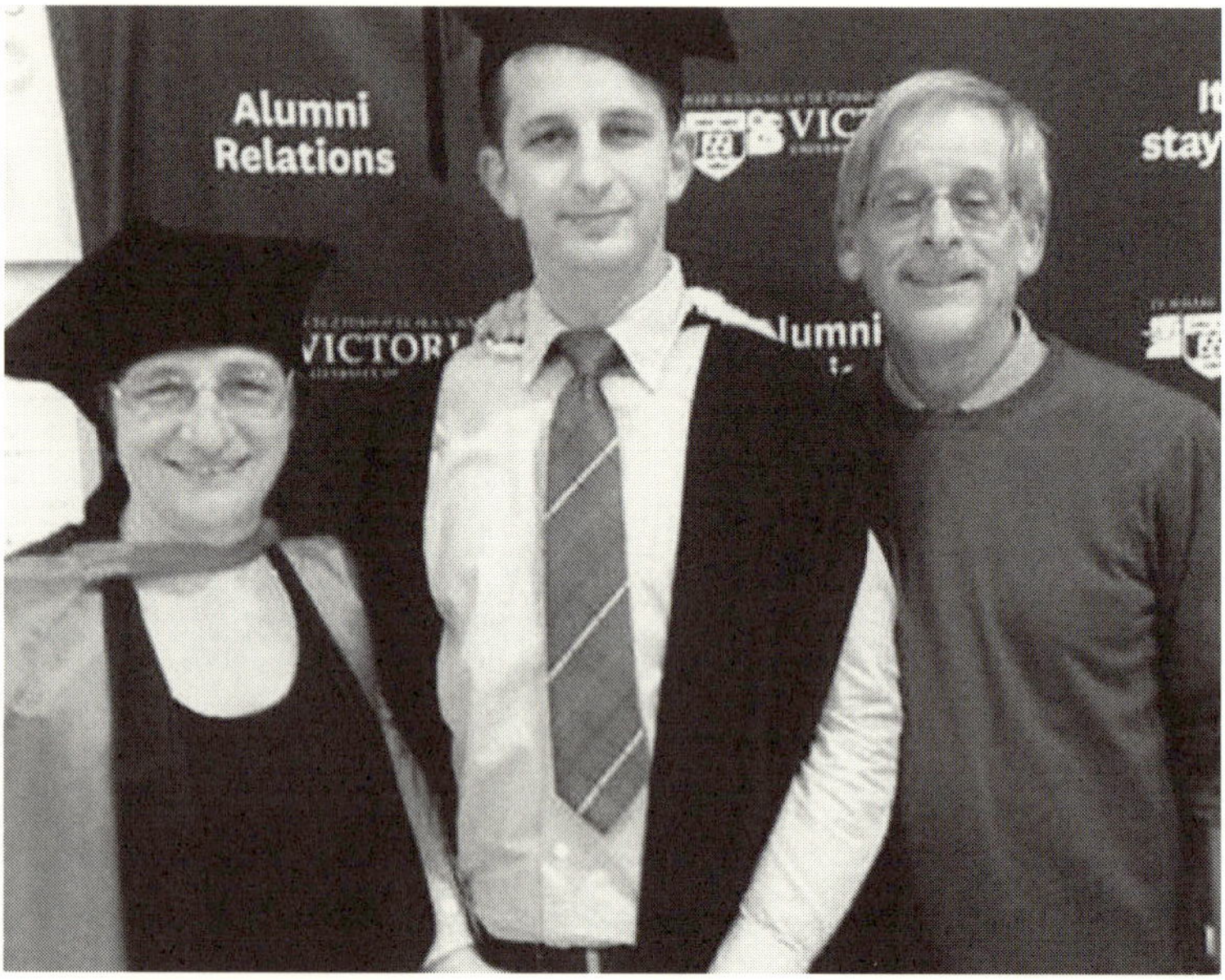

神奈川県の精神科病院で身体拘束を受けて体調が急変し、死亡したケリー・サベジさん（中央）と両親

とコピーを提供した。死因は肺動脈血栓塞栓症が疑われたが、解剖では血栓が見つからなかった。西本さんのケースのように蘇生措置の間に溶けた可能性がある。遺族は医療事故調査を求めたが、この病院もやはり「原因が当院での医療行為によるものとは考えられない」などとして調査を拒み、原因究明は行われなかった。

マーサさんは語る。「ケリーは日本が大好きでした。自然が豊かで、人が優しく、文化も魅力的で、私も大好きです。でも、まるで中世のように人を安易に縛る日本の精神医療は許すことができません」。マーサさんら家族は杏林大学保健学部教授の長谷川利夫さんと共に「精神科医療の身体拘束を考える会」を立ち上げ、患者や遺族らの支援を開始した。

ケリーさんは子供たちから好かれる優しい先生だった。将来はニュージーランドの大学に戻って医学や心理学などを学び、日本とニュージーランドのために一層貢献したいと考えていた。これから一層輝く大事な原石を、両国は失った。

西本さんは息子思いの優しい母親だった。息子が興味を持った分野の才能を伸ばすため、遠方の教室まで長く送り迎えを続けたこともある。息子は突然の悲劇に直面しながらも高校に合格したが、喪失感の大きさは計り知れない。「やっぱり俺はお母さんがいないとだめだ」。息子がふと漏らすのを聞いた父親の心痛も計り知れない。

西本さんとケリーさんは、なぜ命を落とさなければならなかったのか。身体拘束さえ受けなければ、今も元気に暮らしていたのではないか。入院患者と家族が最悪の悲劇に見舞われたにもかかわらず、誠意ある調査すらしない精神科病院に、人の命と健康を預かる資格はない。

第４章

健康な人も餌食になる強制入院

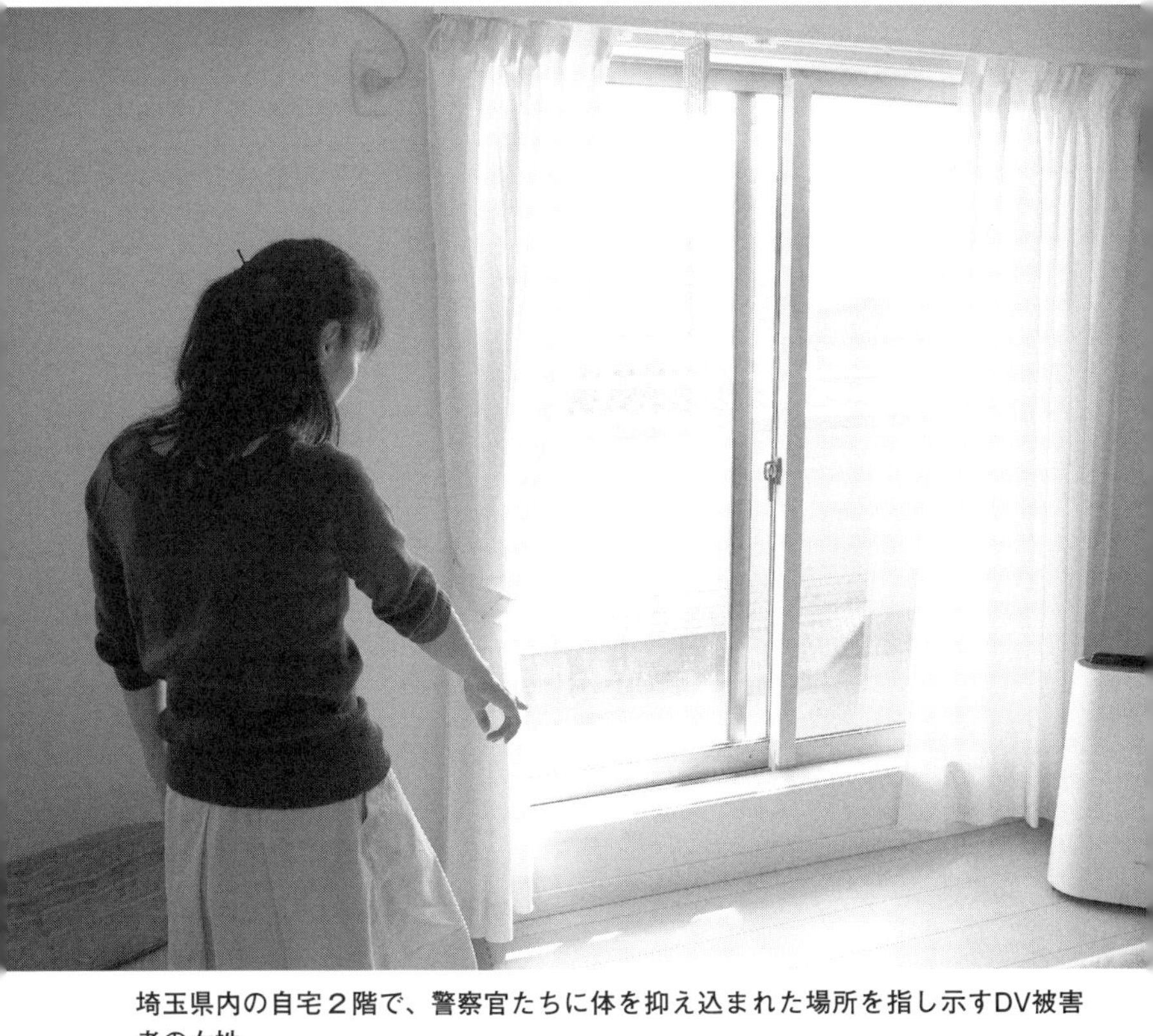

埼玉県内の自宅２階で、警察官たちに体を抑え込まれた場所を指し示すDV被害者の女性

憲法で保障された身体の自由を著しく制限する強制入院には、家族の同意で行う医療保護入院と、都道府県知事・政令指定市長の権限で行う措置入院がある。拙著『精神医療ダークサイド』では、医師の思い込みや家族の悪巧みで病気ではない人が医療保護入院させられた例などを報告した。同様の問題は、より厳密な手続きを要する措置入院でも発生している。

埼玉ではＤＶ被害女性が措置入院に

夫からの激しいＤＶで痛みと恐怖に震える妻が、１１０番通報を繰り返して助けを求めた。さて、この妻は「精神錯乱者」だろうか？

答えは言うまでもなく「ＮＯ」。錯乱しているのは夫のほうであり、危険にさらされた妻は躊躇なく助けを求めるべきだ。

ところが措置入院の現場では、必死に助けを求めた妻に、警察、保健所、精神科医（精神保健指定医）が十分な調査をせぬまま、思い込みで「精神錯乱者」などのレッテルを貼り、不当な措置入院や身体拘束などの著しい人権侵害を行うことがある。埼玉県で発生した極めて深刻なケースを見ていこう。

２０１５年3月15日夜。〝埼玉都民〟が多く暮らす住宅街で、当時49歳だった川島友子さん（仮名）は同い年の夫に髪をつかまれ、引きずり回された。ＤＶを受けるのはこれが初めてではない。32歳で結婚して主婦になり、すぐに長男が生まれ、その数年後から身体への暴力が始まった。

きっかけは、2人目の子がなかなかできないために生じた不協和音だった。難関の国家資格を取得して堅い仕事に就いている夫は、その反動なのか家に帰ると深夜までテレビゲームに没頭した。それは「息抜き」レベルではなく、「ゲーム依存」レベルのはまりようで、妻が不妊治療のためクリニックに通っても、ゲームのことしか関心を示さなかった。

そんなある日、川島さんは液晶画面とばかり向き合う夫の背中に向けて、たまらず愚痴をこぼした。夫は突然逆上し、大声を上げて川島さんに迫り、髪をつかんだ。それが始まりだった。

以来、殴る、蹴る、倒す、踏みつける、振り回す、などの暴力を数え切れないほど受けてきた。頭部への打撃で眼底出血を起こしたり、左耳が難聴になったりしたこともある。公的な相談窓口で悩みを打ち明けようとしたことは一度や二度ではない。だが「真実を伝えて夫が逮捕されたら、子供の人生まで狂ってしまう」との思いがいつも頭をよぎり、言葉に詰まった。

場面を3月15日に戻そう。夫は休日で、昼間は子供を連れて遊びに出かけていた。しかし内心は、年度末の多忙な仕事のストレスで苛立っていた。子供を近くの実家に預けて家に戻った夫は、すでに飲んでいた酒の影響もあって、家にいた川島さんの何気ない言葉にまた爆発し、髪をつかんで引きずり回した。
「子供のため」「本当は悪い人じゃない」「私さえ我慢すれば」……。そう考えて必死に耐えてきた。だが、もう限界だった。

裏目に出た110番通報

2階のリビングの端にある固定電話を手にした川島さんは、夫の暴力を一時的にでも止める脅しのつもりで「警察に電話するから」と伝え、110を押した。それでも「逮捕して欲しいとまでは思わなかった」という複雑な心境にあり、受話器は耳にあてず、すぐにフックに戻そうとした。

その時、夫が受話器を奪い取ろうとして川島さんの右手首をつかみ、ねじり上げた。川島さんは「離して！　離して！」と叫び、夫は空いた手で電話線を引き抜いた。

埼玉県警の「110番受理指令処理用紙」には、この時の通話内容が「20代～30代の声で助けて　助けて　かなり大声で　他の声はきこえず」と記されている。

川島さんはこの記録について「すぐに電話を切るつもりでしたので、私は何も話していません。だれが『助けて』と言ったのか、全くわかりません」と首をひねる。

夫は「確かに妻は何も言わず、受話器を置こうとしていました。その時、私が腕をねじっ

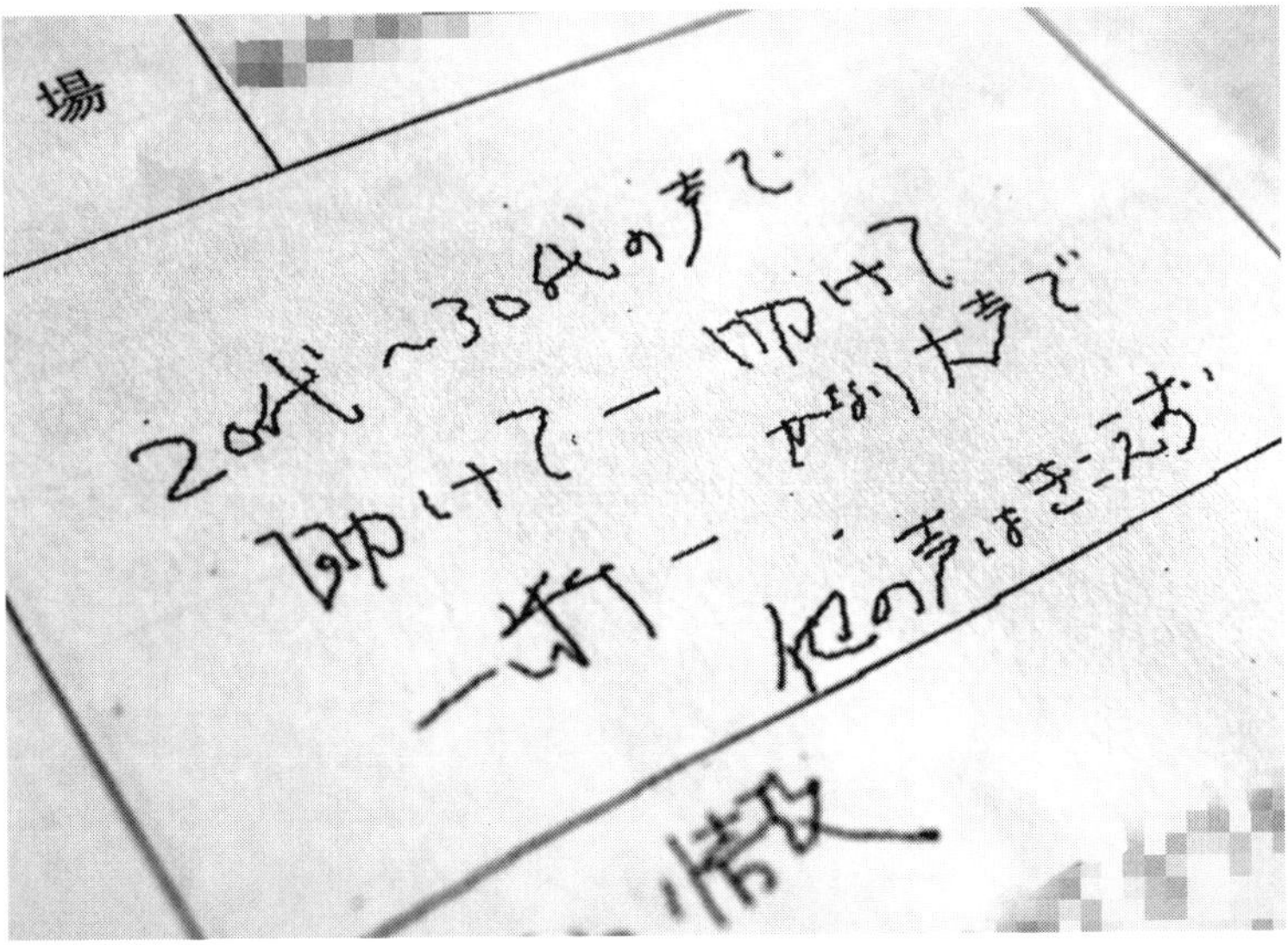

埼玉県警の110番受理指令処理用紙に記載された通報記録。「離して」と叫んだはずなのに「助けて」に変わっている。推定年齢も大きく違っている

たので叫んだ『離して』という言葉が、受話器が遠かったせいもあって『助けて』に聞こえたのかもしれない」と振り返る。

　夫婦の実際の行動と、この警察記録との明らかな食い違いは、以後の深刻な事態を暗示していたのかもしれない。

夫の不安と保身が生んだ嘘の「自殺企図」

　じつは当日15日早朝にも、川島さんは夫からひどい暴力を受けて110番通報していた。制服の警察官が到着した時には憔悴して動けなかったため、チャイムが鳴っても出られなかった。代わりに夫が対応し「よくある夫婦喧

嘩です。妻が電話してしまって」などと説明した。警察官は川島さんに会うことなく引き揚げた。

15日夜は、まだ2人がもめている最中にチャイムが鳴り、夫が「ほら来ちゃったじゃないか」と怒鳴った。チャイムは繰り返し鳴り、玄関前の警察官が大声で何度も「川島さん」と呼んだ。

無視し続けるわけにもいかず、焦った夫は2階リビングのサッシを開けてベランダに出た。手すりから身を乗り出し、下にいる複数の警察官に向けて叫んだ。

「妻が死にたいと言っているんです！」

なぜそんな嘘を言ったのか。夫はこう明かす。

「この日、もみ合っている最中に妻がベランダ方向に逃げました。その時、『もしかしてサッシを開けてベランダから飛び降りるのではないか』という不安が頭をよぎったんです。それ以前には、妻が自分の辛さを私に伝えようと、家にあった複数の内服薬を飲んだように見せかけて、薬の空の包装をテーブルの上にたくさん置いていたこともあったので、『いつか本当に自殺してしまうのでは』という不安を抱えていました」

「そのような私の不安も、私の暴力が酷過ぎたために生じたもので、妻が自殺を試みたことはありません。さらにこの時は、妻が自殺しそうだと言えば、私の暴力がばれずに済むと咄嗟に考えてしまったのです。本当に浅はかで、ひどいことをしてしまいました」

夫は1階に下りて玄関を開け、「早く上に」と警察官を促した。複数の警察官が夫とともに急いで階段を上がり、2階のリビングに駆け込んだ。その時の男たちの表情は険しく、威圧感からDVの恐怖を呼び覚まされた川島さんは、反射的にリビング奥のベランダ方向に後ずさった。サッシは夫が開けたままの状態だったので、夫も警察官も「ベランダに出て飛び降りるのでは」と誤解して焦り、ベランダ手前の室内で川島さんの体を抑え込んだ。

それは、警察官による「保護」が実行された瞬間でもあった。川島さんには、この時から「精神錯乱者」のレッテルが貼られ、措置入院へと向かう手続きの第一段階が始動した。何がなんだかわからないまま警察署への同行を促され、「部屋着なので着替えさせて欲しい」という訴えも無視された。2人の警察官に両脇をつかまれ、力任せにパトカーに乗せられた。行き先は警察署内の鍵のかかる保護室だった。

不審な警察記録

川島さんを保護した理由などを警察の担当者がまとめた「保護カード」には、この時(15日午後7時53分)の状況が次のように記されている。

「同所のインターフォンを押下したところ、女性の大声で『助けて、死にたい』との叫び声が聞こえたため、同家屋2階に赴いたところ、ベランダから飛び降りようとしている被保護者を家人が取り押さえている状況であり、同人は大声で『死にたい』と叫びながら家人を振りほどこうとしていた事から、このまま放置すれば自己の生命身体に危害を加えるおそれがあると認めたことから、精神錯乱として保護措置とした」

川島さんや夫の証言とはずいぶん異なっていることがおわかりだろう。

夫の証言によると、警察官が来た時にベランダから身を乗り出して「（妻が）死にたい（と言っている）」と叫んだのは夫であり、警察官が聞いたのは男性の大声でなければおかしい。それにこの間、川島さんは大声を上げていないのに、なぜ女性の大声になっているのか。それに「助けて」と叫ぶ人が、同時に「死にたい」と叫ぶだろうか？　なんともおかしな記述だ。

この時、川島さんの他に家にいたのは夫だけだった。夫は玄関の鍵を開けるため1階に下り、警察官と一緒に階段を上がって来た。ところが保護カードには「同家屋2階に赴いたところ、ベランダから飛び降りようとしている被保護者を家人が取り押さえている状況であり」と記載されているのだ。この家人とは一体誰なのか。

この記載通りに再現してみると、警察官は家の前で、川島さんの（死にたいのか生きたいのか訳のわからない）叫び声を聞き、慌てて玄関ドアを開けて2階に駆け上がり、そこで夫が川島さんの体を必死に抑えている光景を見た、ということになる。川島さん宅はいつも玄関ドアの鍵を閉めているのに、この時だけ都合よく開いていたのだろうか？

夫婦の証言が正しければ、臨場した警察官の側にこそ、幻聴や幻視などの精神症状が起こっていたことになる。それとも、保護の根拠となった川島さんの自殺企図について、実際にそれらしき現場を見たわけではなく、夫の証言だけで行動したことに後で気づき、正当な保護だったという切迫感を出すため、事実を意図的に改変・誇張したのだろうか。そうだとすれば、極めて悪質な改竄と言わざるを得ない。

まるで犯罪者扱い

「精神錯乱者」のレッテルを貼られ、人工畳の上に布団を敷いただけの狭い保護室に放り込まれた川島さんは、食事も出ない状態で翌朝まで留め置かれた。「真っ暗で、呼んでも誰も来てくれない。一体どうなるのか、不安でたまらなかった」と振り返る。

この間に警察は、「精神錯乱者」を保護したと保健所に伝えた。警察から保健所への通報は、精神保健福祉法の第23条で次のように定められている。

「警察官は、職務を執行するに当たり、異常な挙動その他周囲の事情から判断して、精神障害のために自身を傷つけ又は他人に害を及ぼすおそれがあると認められる者を発見したときは、直ちに、その旨を、最寄りの保健所長を経て都道府県知事に通報しなければならない」

警察が「精神錯乱者」を保護した時は、直ちに保健所に通報する義務があるのだ。保護した「精神錯乱者」を保健所に引き渡せば、警察はお役御免となる。以後も警察官が病院まで同行することはあるが、措置入院が必要かどうかの判断は、保健所を介して精神保健指定医が行うことになる。

だからといって、保護した人物が会話できる状態にあるのに詳しい話を聞かず、保健所に引き渡すまで隔離部屋に入れて放置し続けていいのだろうか。こんなことでは、「保護は本当に必要だったのか」という警察内での検討が行われぬまま、第2走者の保健所にバトンが渡ってしまう。

それにもし、苦しみに耐えられず自殺企図を繰り返す患者だったとすれば、留置場とたいして変わらない閉鎖空間に長く放置しておくことはマイナスにしかならない。

「措置はタダ」と警察官が夫に勧める

警察は結局、川島さんには詳しい話を聞かなかった。深夜に署内で、思い込みと保身に彩られた夫のフィクションを改めて聞き、記録しただけだった。この時、夫は警察官から、措置入院になるかもしれないと説明を受け、初めてそのような制度があることを知った。警察官は「措置になればタダだから」と、措置入院を勧めるような口ぶりだったという。

確かに、措置入院になれば入院費の多くは公費で賄われるため、本人、あるいは家族の負担は少なくて済む。しかし、深刻な犯罪に手を染めたわけでもないのに「自傷や他害の恐れがある」というだけで、公権力によって社会から隔離される人々のダメージは計り知れない。この警察官は家族への気遣いのつもりで「タダ」と言ったのだろうが、それよりもまず、保護した川島さんを気遣うべきではなかったのか。

警察が夫の聴取を30分ほどで終えると、今度は保健所の男性職員が夫の前に現れ、家族構成や川島さんの受診歴などを聞いた。この時、夫が何気なく話したカウンセリングの「受診歴」が、後に「病歴」のように扱われて強制入院の根拠とされてしまったのだが、それは後ほど取り上げる。

夫の話を聞いた男性職員は「奥さんにも話を聞いてきます」と告げて部屋を出て行った。どのくらいで戻ったのか、夫は正確には覚えていないが、「ずいぶん早いな、と思った記憶があるので10分から15分くらいだったはず」と話す。戻ってきた男性職員は「あまり話をしてもらえませんでした」と語った。

川島さんも、この男性職員とみられる人物が保護室に入って来たことを覚えている。しかし、まさか自分が「精神錯乱者」にされ、措置入院のレールに乗せられているとは思っていなかったので、自分のことを語るよりもまず、心配な子供の様子などを聞くため、「夫を呼んでください」と繰り返した。だが、この時は会わせてもらえず、夫は深夜に帰宅した。

男性職員に夫との関係などを聞かれて「いつも怖いと思っている」などと話した記憶はある。男性職員はそれ以上、詳しく聞こうとはしなかった。

保健所も右から左に手続き進める

3月16日朝、保健所から女性課長と男性主事が警察署にやって来た。川島さんと面会したのは午前10時30分。夜間の男性職員の面会は様子見だったようで、これが正式な面会だった。

保健所の面会は、措置入院の手続きを本当に進めてよいかどうかを判断する重要な機会でもある。知事の権限で市民を精神科病棟に強制的に閉じ込める措置入院は、極めて限定的にしか行えない非常手段なので、警察が保護したケースであっても、保健所が必要なしと判断すれば手続きを止められる。

だが、この埼玉の保健所は淡々と手続きを進めた。女性課長は川島さんとの面会で「『昨晩はどうしましたか』『死にたいと言ったのはなぜですか』というお話をさせていただいた」という。ところが川島さんは「私が話をする時間はなく、措置入院の診察のために病院に向かうとか、短い説明を一方的にされてすぐに終わりました」と断言する。

保健所が、要領よく手配した搬送用ワゴン車に川島さんと警察官2名を乗せ、警察署を出発したのは午前11時ちょうど。おそらくこれは、事前に決めたスケジュール通りの進行だったのだろう。面会で川島さんの話を聞き、病院への移送などについて法律で定められた説明を行い、出発の準備を整えてワゴン車に乗るまでに要した時間はわずか30分。川島さんの話をしっかり聞く気など端《はな》からなかったのではないか。

保健所は何のためにあるのか？

女性課長らが、川島さんを措置入院させてから作成した「措置入院対応報告」の「対象者との面接」欄には、川島さんから直接聞き取ったという内容が次のように記されている。

○主人から逃げようとしたら主人にねじ伏せられた。どうしたらよいかわからなくて助けてと叫びながら１１０番した。
○普段から傍らにいると怖いので逃げたいと思っている。
○昨夜２階ベランダから身を乗り出し「死にたい」と言ったことは逃げるためだった。

川島さんは最初と2番目の言葉について、「私は１１０番の時に『助けて』と叫んではいませんし、保健所にもこんなことは言っていません。保健所は警察から聞いた話を、いかにも私が言ったように書いたのではないでしょうか。主人にねじ伏せられたことや、怖いのでいつも逃げたいと思っていることは夜に会った男性職員に話した記憶がある」と言う。

3番目の内容については「全くのでたらめ」と否定する。「私は『死にたい』なんて言っていませんし、ベランダにも出ていないので、こんな話をするはずがない」

保健所は後日、川島さんからこの件で説明を求められると、「警察やご家族から聞いて全体像をつかんだ」などと言葉を濁した。川島さんから直接聞いた言葉だけを記すべき部分に、警察の記録や夫の話を勝手に挿入したということだろう。

だが保健所は少なくとも、川島さんから「（夫が）怖いので逃げたいと思っている」という話は聞いていたのだから、なぜそう思うのか予断なく探るべきではなかったのか。そうすれば、これは川島さんの問題ではなく、夫の問題だと気づけたのではないか。

ところが警察と同様に保健所も、川島さんを終始「精神錯乱者」として扱い、偏見を丸出しにしてきちんと向き合わなかった。ＤＶ被害者であれば当然抱く「（加害者から）逃げたい」という衝動を把握できず、病気ゆえの異常な衝動と都合よく解釈し、著しい人権侵害へと向かう手続きを着々と進めたのだ。

保健所は「警察官の通報があり、精神的に不安定で診察にかけたほうがよいという話でしたので、段取りを進めました」と、後に川島さんに説明した。この保健所は、人間を右から左に流すだけで、何の知恵も持ち合わせていない空っぽの仲介業者なのだろうか。「警察が保護したのだから、そのまま進めるのが無難」という深刻な無責任体質が透けて見える。

「幻聴、妄想ありますか」だけの一次診察

3月16日午前11時、川島さんを乗せた保健所のワゴン車が警察署を出発し、一次診察を受ける最初の病院（以下、A病院）に向かった。川島さんの両側には、この日も警察官が2人付き添った。

深刻な人権侵害を防ぐため、措置入院は2人の精神保健指定医が事前に診察を行い、どちらも「要措置」と判断しなければ実行できない。その診察は当然、時間をかけて慎重に行われていると信じたいが、A病院の女性医師が記した川島さんの一次診察の記録「措置入院に関する診断書」によると、診察時間は午前11時50分から午後0時5分までのわずか15分。続いて訪れたB病院の女性医師が行った二次診察はさらに短く、午後1時35分から45分の10分だった。

一次診察について川島さんはこう証言する。「実質は15分もありませんでした。聞かれたことは『幻聴や妄想はありますか』だけです。その質問内容から私を精神疾患と疑っているのだと思ったので、『ありません』と否定して『私は統合失調症ではありません』と付け加えました。すると医師は『わかりました』と言って、診察はそれで終わってしまいました」

「措置入院にしてよかった」と開き直る女性医師

自分の車でA病院に来た夫は、一次診察の直後、女性医師が付き添いの警察官に「措置というほどではありませんね」と話すのを確かに聞いた。措置入院は、2人の精神保健指定医が「要措置」と判断しなければ行えないので、一次診察の医師が「措置不要」と判断すれば手続きはそこで終わる。入院治療が必要な場合は、本人の同意で行う任意入院か、家族の同意で行う医療保護入院の手続きをして、治療を受けることになる。

「措置不要」で精神疾患でもないと判断されれば、警察官や保健所職員は引き揚げて川島さんは解放されるはずだった。ところが女性医師はなぜか「要措置」に丸印をつけた。見た目の印象では措置が必要とは思えないのに、万が一、川島さんが自殺したら自分が責任を取らされると考えて、無難な選択をしたのだろうか。不必要な措置入院をさせてしまったら、目の前の女性がどんなに苦しむかは想像せず、己の保身だけを考えて。

川島さんと夫は後日、この女性医師がなぜ「要措置」と判断したのかを訊くため、A病院を訪ねた。この時の録音を聞くと、夫婦は感情を抑えて、できるだけ穏やかな口調で質問を重ねたことがわかる。ところが女性医師は急に語気を強め、こう言い放った。

「これは私が決めることです。だから（要措置の判断は）私が言った通りです。不満があれば保健所に言ってください。あなたにとって（措置入院は）辛い体験だったと思います。それはしようがないことです。あなたが今死なないでここにいらっしゃるということ。ですから、あなたが入院治療を受けたことはよかったということになると思います」

不誠実な精神科医は追い込まれると開き直り、稚拙な詭弁《きべん》を弄し始める。自殺願望などない人を強制入院に至らしめ、「あなたが死なないで済んだのは私のおかげ」とでも言いたげな口ぶりは、どのような精神構造から生まれるのだろうか。ぜひ、自ら研究して論文化して欲しいものだ。

二次診察の問診は観察だけ

午後0時10分、ワゴン車は二次診察を行うB病院に向けて走り出した。このあたりから、川島さんをひどい貧血が襲った。もともと貧血気味だったことに加え、警察の保護室やA病院では食事が出ず、前日の昼から何も食べていなかったのだから無理もない。異常なストレスの影響で過呼吸気味にもなった。

到着までの約1時間の道中、「苦しいので横にならせてください」と何度も訴えた。だが、両脇をがっちり挟み込む2人の警察官は微動だにせず、「あとであとで」と言うだけだった。川島さんはついに前方に倒れこみ、ワゴン車の床に横たわった。

B病院に着いても、川島さんの貧血症状は収まらなかった。診察室の机に突っ伏していると女性医師が現れた。川島さんは「少し休ませてください」と願い、女性医師は「いいですよ」と答えた。ところが、近くに立っていた警察官が「あとであとで」と診察を急かした。早く帰りたかったのだろう。

この「あとであとで」に呼応するかのように、女性医師は川島さんの苦しげな様子を観察しただけで診察を終えた。結果は「要措置」。警察官の心の内は読み取れても、川島さんの心の内は読み取れなかったようだ。

川島さんの貧血症状は、精神疾患によるパニック状態と都合よく解釈され、そのままB病院に措置入院となった。診断名はうつ病。「6ヵ月の入院が必要」と告げられた夫は、自分が犯した過ちの大きさに気づき始めた。

川島さんは4人部屋に連れて行かれ、ベッドに横たわるとすぐに胴と両手を拘束された。定型の文書に主治医となった女性医師がサインを入れて、川島さんに見せた「身体拘束に際してのお知らせ」には、「あなたは、一般病室・隔離病室において治療するのには、あなた自身または他の方の療養に支障がありますので、身体の拘束を行います」と、あまりにも大雑把な理由が記されている。同室の3人も全員拘束されていた。

２度の１１０番通報が病気の証？

ここで、Ｂ病院の女性医師がどのような考えで措置入院を決めたのか、確認しておこう。川島さんの退院後、病院がカルテ開示を渋ったため、夫婦は2度にわたって女性医師と面会した。女性医師は１１０番通報に関して奇妙なことを言った。

医師「まあ客観的に見ると、１１０番通報って2回してますよね」
川島「喧嘩して」
医師「2回っていうのは……」
夫「確かにそれは通常ではない行動なのかもしれないですけども、結果として重い精神疾患じゃないと措置にはならないのではないかと」
医師「でもあの日は川島さんはパニック状態で、そのままお家に帰っていいよっていう状況でもなかったと思いますけれども。あの後、2～3日は病院の中でやっぱり今とは違う状況でしたね。朦朧としていてやっぱり様子が。だいぶ話せないような状態ではあったかと思いますけど」
夫「私はそれを直接見ていないので。ただ、最初は拘束されていて、そのショックでっていうところもあったのでは」

川島「気持ち悪いっていう状況で、信じてもらえなかったじゃないですか。拘束も緩くしてもらわないと、気持ち悪いから仰向けって本当はきついんですよ。こうしたいのにさせてもらえないくらいのあれで、でも通じなかったので、私としてはこの状況でどうやって気持ち悪いのを、っていうのもあって」

医師「そちらは川島さんの気持ちもあるけれど病院の気持ちもあるんですよ。さらに言えば警察の気持ちっていうのもあって、110番ていうのは緊急用の番号なのに、こういうことでかかってっていうんであれば、警察の気持ちとしてはやっぱりそれなりに警察として処置しなければいけない、てことですよね」

夫「それが精神疾患ていうのは、うーん腑に落ちない。ちょっとよくわからないなっていうところではあるんです」

医師「そうですか?」

繰り返し110番通報する人は、状況を問わずみな精神疾患なのだそうだ。夫だけでなく私も腑に落ちないのだが、読者のみなさんはどうだろうか。

カウンセリング受診が「病歴」にされてしまう

川島さんの受診歴についても、この女性医師はおかしな解釈をしている。川島さんはＤＶを受け始めてから、近くの精神科クリニックで夫と共にカウンセリングを複数回受けていた。精神疾患のために通ったわけではなく、夫婦関係を修復するためのお悩み相談のような感覚で不定期に訪れていた。夫はこの受診歴について、保健所の聞き取りの際に何気なく伝えた。ところがこれが、精神疾患の「前歴」のように扱われ、「要措置」の診断を決定づける材料にされた。

医師「あのー、経緯を見るとやっぱり平成21年からＳ医院の受診歴があったりとか」

川島「えーっ、それはちょっと違う」

医師「プロの目から見ると、ちょこちょこいろんな病院を受診するよりは思い切ってがっつり入院して治療したほうが、なんていうか違うというか、今後のためになるかなって思うわけですよ」

川島「でもあれを受診て言われるときつい」

医師「普通の方は行かないじゃないですか」

川島「S医院はいつもパパと行ってもらっていたよね。いつも1人で行くんじゃなくて。夫婦関係の問題で本当は精神科を利用するのはおかしいんだろうけども」

医師「そんなことはないですよ」

川島「私としてはまさか、こんなことにつながるとは思わないから、カウンセリング代わりっていうか、その先生が女医さんで、結構話を聞いてくださる方だったんですよね。それなのでちょっと夫婦関係が悪くなると行ってはいたんですよ。でもそれがこういう受診歴ってなっちゃうんだと、そういうふうに利用するのって怖いのかなっていうのはすごく思ってて」

医師「でもやっぱりそれはそれでひとつの事柄、ひとつの手がかりなんですよ」

川島「そういうことの積み重ねでって、怖い」

医師「でもそれで措置入院したってことは全然恥じることでもない」

もちろん、川島さんが恥じることなど何もない。それよりもこの女性医師は、自分の判断を恥じる気持ちはないのだろうか。こんな発言もある。

医師「措置っていうのは本当にいろいろな方がいて、それこそ重症な精神疾患でなる方もいれば、川島さんみたいにちょっとしたコミュニケーションの行き違いとかでなってしまう方もあります」

「コミュニケーションの行き違いとか」で措置入院になるとは、どういうことだろうか。一歩間違えば深刻な人権侵害を招く仕事ゆえに、優れた診断力と高い人権意識を求められる精神保健指定医が、こんなことをさらりと言ってのける。聖マリアンナ医科大学を発端に、近年次々と発覚した精神保健指定医資格の不正取得問題といい、この国の精神科医のモラルと人権意識の低さには愕然とする。

オムツをはかされトイレは覗かれ……

4人部屋で身体拘束された川島さんは、オムツをはかされた。「トイレに行きたい」と訴えると一時的に拘束を外されたが、トイレのドアは開けっ放しにされ、看護師にずっと見られていた。

「耐えがたかった」。だが川島さんは「抵抗したらまずい。ますます病気にされてしまう」と思い、屈辱的な仕打ちに耐えた。

貧血の症状が落ち着いた頃から、夫が持ってきた雑誌や本を読み始めた。両腕は拘束されていたため、片方の手で本を支えながら、その手でページをめくるしかなかった。同室の3

人はカーテンで仕切られて見えなかったが、奇声を上げたり、「顔がないだろう」などと独り言を繰り返したりしていた。いかにも重篤な精神疾患のようだったが、後日、拘束を解かれてから顔を合わせて話してみると、落ち着いている時は普通に話せる人が多かった。

「顔がないだろう」と繰り返していた女性は、出産後のうつ症状で精神科に通い始めたという。投薬一辺倒の治療でどんどん悪化したケースだった。川島さんは「深刻な精神疾患というよりも、多量の薬と拘束、監禁のせいで精神的におかしくなっているのでは、と思う人が多かった」と話す。

川島さんの拘束は入院3日目に昼間だけ解除され、4日目には全面解除になった。暴れもせず、静かに本を読んでいるだけの女性を長く縛り続けることは、さすがにできなかったのだろう。部屋も移動になった。3月末には、妻をとんでもない状況に追い込んだことを深く反省した夫が「退院させたい」と願い出て、女性医師はあっさりと認めた。しかし、知事の権限で強制入院させられているため、措置解除の手続きに時間がかかり、入院は4月13日までの29日間に及んだ。

川島さんの措置入院時の病名は、カルテに「うつ病」と記載されている。ところが退院時には「適応障害」になっていた。

いつ自殺するかわからない重いうつ病患者を、29日間の入院ですっかり治してしまったとすれば、かなりの名医といえるだろう。もちろん、本当に重いうつ病だったとすれば、だが。

入院中の治療について、川島さんは「カウンセリングは希望しても受けられず、投薬だけでした。身体拘束が外れてからは、薬は飲むふりをして舌の裏に隠し、トイレに流して捨てていました」と言う。

退院後も外来通院を勧められたが、もちろん行っていない。この著しく不当な措置入院で、川島さんの心には深い傷ができ、夫婦間には埋めがたい溝ができた。現在は別居状態にある。加えて、消すことのできない措置入院記録が公的機関に残り、29日間の入院医療費には公費が費やされた。

強制入院に傷つき、退院後も社会の無理解に傷つく

川島さんは措置入院前、精神疾患を患ってはいなかった。しかし、退院してからしばらくは「私に落ち度があったから入院させられたのでは」と自責の念が強まり、「死んでしまいたい」という思いに駆られた。「また閉じ込められるのでは」と突然の不安に襲われたり、不眠が続いたりした。

現在も閉鎖空間が怖く、睡眠は十分ではない。それでも、精神科を受診するとまた「受診歴」になり、「やはり病気だった」と措置入院を正当化する材料に使われそうで、怖くて受

診できない。

退院からしばらくすると、不当な措置入院に対する疑問や憤りが増してきた。誰かに理解して欲しくて、人権擁護委員に電話をした。すると「医師は誤診しない」と言われ、まともに取り合ってもらえなかった。措置入院させられた人物が入院について不満を述べても、「被害妄想」などと受け取られ、信じてもらえないことを痛感した。

措置入院にかかわった警察、保健所、病院を回っても、「保護は必要だった」「警察に要請されたから段取りを進めた」「不満があれば保健所に言ってください」などとかわされ、判断ミスを認めようとはしなかった。

著名な精神科医ならば、この問題をわかってくれるのではないかと考えて、講演会などの終了後に呼び止めて体験を必死に伝えた。だが、真剣に聞いてはもらえなかった。必死になればなるほど周囲から浮き、「あの人、やっぱりおかしい」とささやかれてしまう。このようなセカンドレイプ的な無理解や偏見を、精神医療の被害者は受け続けてきた。

「おかしな人」という血の通わない一言で「理解不能」と切り捨てるのではなく、自分の身に置き換えて考えて欲しい。もしあなたが、川島さんと同じ目にあったらどうするだろうか。心に傷を負い、不安を抱え、周囲の無責任や無理解ゆえに孤立し、それでも「わかって欲しい」「ミスを認めて欲しい」と必死に訴えるのではないだろうか。

川島さんは言う。「明確な悪意というよりも、小さな偏見や誤解の積み重ねで私は措置入院させられました。退院してからも偏見や誤解に苦しめられています。もう誰もこんな目にあって欲しくない。精神医療に関わる一人ひとり、そして社会の一人ひとりが真の『思いやり』を持ち、苦しむ人と丁寧に向き合う世の中になって欲しい」

措置入院の届出数は年間7106人（2015年度）。平均入院日数は減少しているものの、人数は増加傾向が続く。家族の同意と精神保健指定医1人の判断で入院を強制できる医療保護入院の届出数は年間18万8875人（2016年度）に達している。

第5章

隔離と薬漬けの果てに
―自閉症・串山一郎さんの突然死―

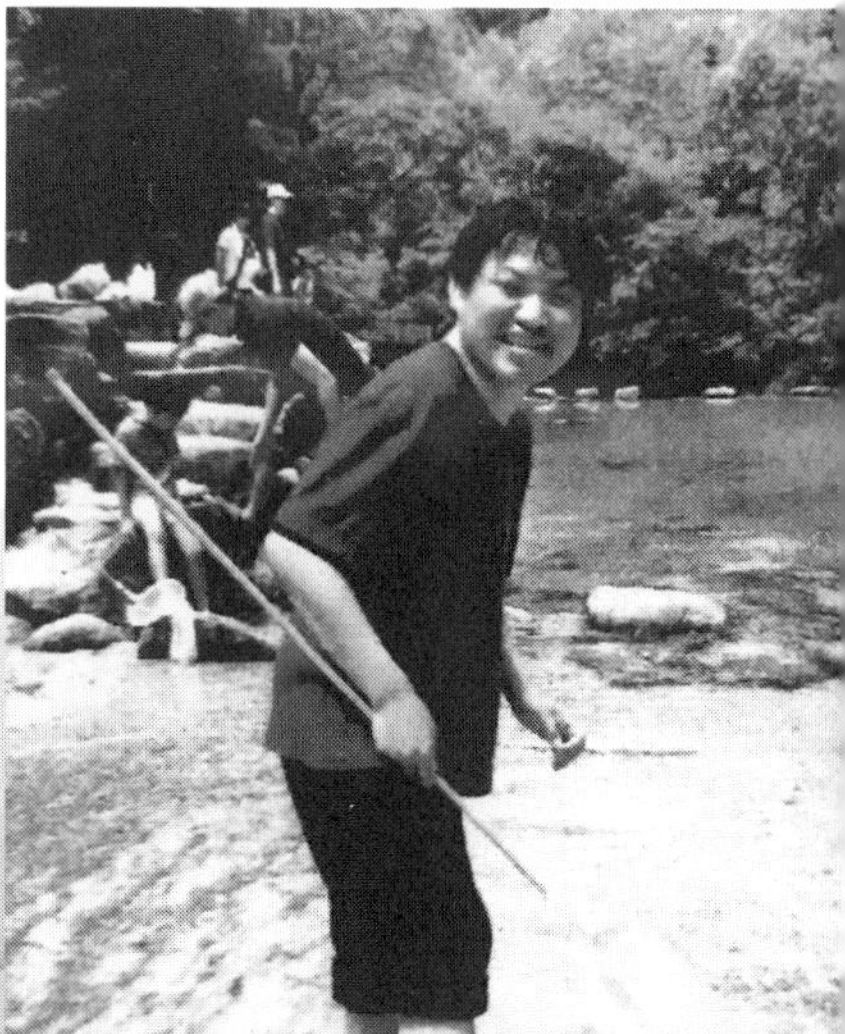

入院前は溌剌としていた串山一郎さん（2013年５月４日、ヘルパーと行った広島県廿日市《はつかいち》市の妹背《いもせ》の滝）

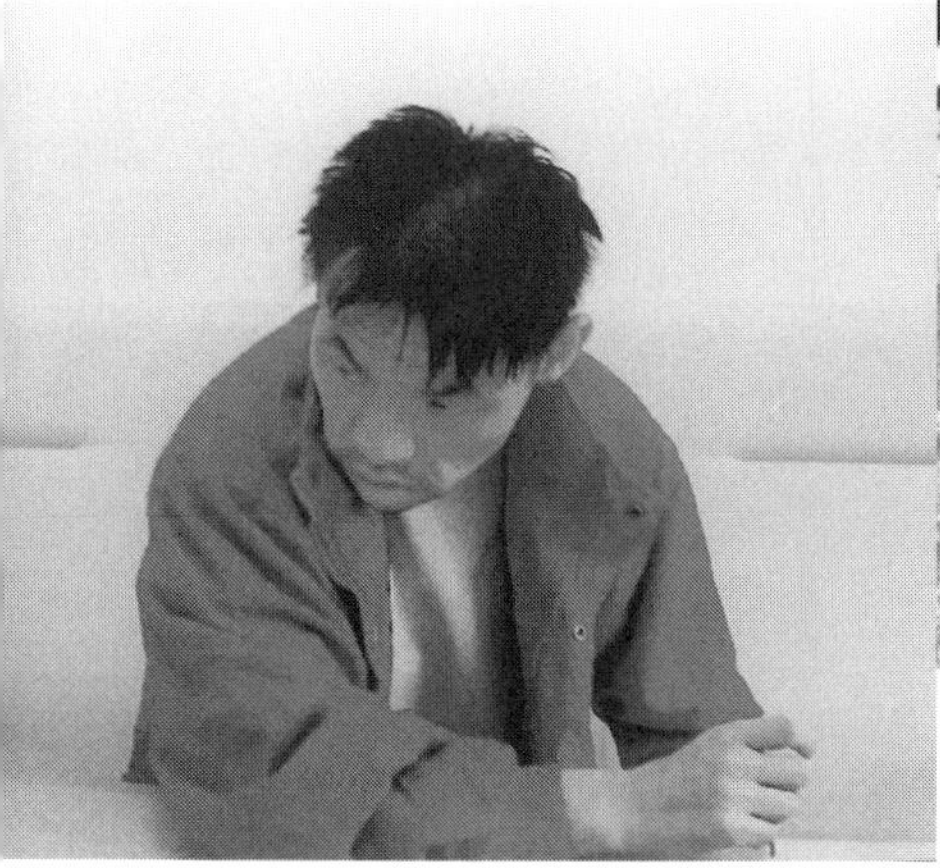

入院して３ヵ月。両親が面会を断られている間に一郎さんは激しく衰弱し、変わり果てた姿になっていた（2014年１月22日、病院内）

この章の主人公は串山一郎さん。国立病院機構が運営する広島県の精神科病院で、4ヵ月半にわたって隔離と多剤大量投薬を受け、退院した月に突然死した。38歳だった。一郎さんの命の重さをお伝えするため本名でご登場いただき、顔写真も公開する。

一郎さんは重い自閉症を患い、知的障害もある重複障害者だった。2016年7月に相模原市の知的障害者福祉施設「津久井やまゆり園」で入所者19人を殺害した植松聖被告や、彼のゆがんだ主張にネットの匿名書き込みで賛同した人々から見れば、一郎さんも「生きる価値がない穀潰しで、安楽死させるべき障害者」の一人になるのかもしれない。

一郎さんの人生は、本当に無意味だったのだろうか。社会からお恵みを受けるばかりで、与えることなど何一つできない哀れな人生だったのだろうか。

一郎さんは出会った人々に差し引き大幅プラスの影響を与え、家族にとっても友人、知人にとっても無くてはならない存在だった。一郎さんとの出会いをきっかけに人生の進路を決め、現在は教育や福祉の第一線で活躍する人たちもいる。彼らにとって一郎さんは親友であると同時に、恩師のような存在でもあった。一郎さんがいたからこそ、彼らの今がある。

記憶力抜群でも言葉の発達に遅れ

1975年5月1日、一郎さんは広島市に生まれた。父親の陽三さんと、母親の美奈子さんは共に教師をしていた。1~2歳の頃から抜群の記憶力を発揮し、カレンダーに載っていた世界中の国旗をすぐに覚えて国名を当てた。ところが一人遊びが専門で、同年代の子供とは積極的に遊ぼうとしなかった。言葉の発達も遅れていた。単語などの短い言葉は出ても一方的で、簡単な会話が成立しない。3歳の時、広島市の児童総合相談センターで「全体的な発達の遅れ」と指摘され、育成園に通園した。1980年、広島市こども療育センターで「重度精神遅滞・自閉症」と診断された。

自閉症(カナー型自閉症)は、「対人関係や社会性の障害」「興味の偏《かたよ》りやパターン化した行動」「言葉の発達の遅れ」を特徴とし、知的障害を持つ先天的な発達障害と定義されている。原因は不明だが、脳機能の一部に障害が起こっていると考えられている。

近年は、アスペルガー症候群も自閉症と一続きの発達障害と考えられるようになった。アスペルガー症候群の人は言葉の遅れや知的障害はなく、興味を持つ分野の知識は極めて豊富だが、相手の感情を理解するのが苦手で対人関係の問題を抱えやすい。国際的に使われる米国精神医学会の診断基準DSM-5では、自閉症とアスペルガー症候群を「自閉スペクトラム症(あるいは自閉症スペクトラム障害)」として統合した(特定不能の広汎性発達障害なども含む)。

自閉症に特効薬はない。だが、幼児期の早い段階から適切な療育を受けることで、重複する知的障害を克服して学習能力を飛躍的に伸ばし、通常学級に進学するケースも出てきた。

苦手な行動を支援者が細かく分析し、褒めながら克服していく「応用行動分析」などの療育法が注目されている。少し脱線するが、一郎さんの本質を理解するのにも役立つため、成果を挙げる療育法について簡単に触れておきたい。

最先端の療育法に救われた女児

私が読売新聞社にいた時に出会った埼玉県の小学2年の女児は、応用行動分析を中心とした療育法に救われた一人だった。初対面の私に好きな本やアニメのことをうれしそうに話してくれた女児は、至って普通の可愛らしい女の子だった。しかし、以前は意味のある言葉を話せず、コミュニケーションに深刻な問題を抱えていたのだという。

母親の呼びかけに応えず、人よりも物に興味を示し、視線を合わさず、表情の変化が乏しい。2歳の時、県内の病院で知的障害のある自閉症と診断された。両親は「これからも言葉の発達は難しい」と重い宣告を受けた。主治医は以後、女児の発達段階を定期的に評価するだけで、あとは何もしなかった。近年の発達障害ブームに乗って「発達障害外来」の看板を掲げながらも、診断と経過観察以外は何もしない（何もできない）医師は多い。

「この子はいろいろなことをわかっている。話すための脳機能の発達が遅れているだけではないか。でもこのままでは本当に話せなくなってしまう」。危機感を募らせた母親は、市販のテキストを参考に応用行動分析のトレーニングを家で試みた。バンザイやバイバイなどの動作のマネや、指示を聞いて積み木を皿に入れるなどの反復動作を繰り返した。発語の練習も始めた。半年ほど続けると意味のある言葉が少し出るようになった。一人で描いた絵を見せに来たり、母親の目を見て「これおいしいね」と言ったりできるようになった。相手に共感を求めるような言動が増え、表情が豊かになった。

ところが言葉の増加は新たな問題を引き起こした。相手かまわず一方的にしゃべり続け、同じ言葉を反復したり、場面に関係のない話を突然始めたりするようになった。対応に慣れた両親とは意思疎通ができるものの、女児のマイペース過ぎる会話について行ける人は他にいない。当然、同年代の子供とも会話は成立しなかった。

自己流の療育に限界を感じた母親は、3歳を目前にした女児を連れて、療育の経験が豊富な小児科医のもとを訪ねた。外来診療で女児に何度か接した小児科医は、言語能力が伸びない原因に気づいた。女児には耳で聞き取った言葉を理解しにくい特徴があったのだ。そのため相手の話に即座に反応できず、会話が一方通行になったり見当違いの内容になったりした。

しかし目で見た言葉を理解する能力は優れていた。そこで小児科医は、本を読んだり手紙を書いたりすることを勧めた。市販の幼児向け学習教材も活用して、女児が持つ本来の力を伸ばした。自閉症の子供は体のバランス感覚が未熟なことが多く、女児にもその傾向があったため、トランポリン教室に通ってもらい運動能力を高めた。

こうした総合的な療育によって、幼稚園の年長の時には決まった友達と仲良く遊べるようになった。悪意なくからかう友達の言葉を真に受けて喧嘩になることもあったが、小学校の通常学級に進み、読書で培った語彙力と思考力を生かして成績を飛躍的に伸ばした。

療育で自閉症の特徴がすっかり無くなるわけではない。女児は人間関係が複雑化する思春期に向けて継続的なサポートが必要だが、小児科医は「対人関係を円滑にするコツなどの習得で乗り越えられる」と考えている。

両親の愛情受けて育つ

一郎さんが子供の頃、応用行動分析のような療育法は存在しなかった。もし現代の最先端の療育を伸び盛りの幼少期に受けていれば、一郎さんの人生はずいぶん変わっていたかもしれない。ひとつ確かなのは、脳の部分的な機能不全のために意味のある言葉が出ず、自閉症や知的障害のレッテルを貼られた子供たちにも豊かな感性と学ぶ力があり、大きく伸びる可能性を持っているということだ。「生きる屍」では決してない。

紹介した女児のように、一郎さんも言葉を一方的に話す傾向があった。そのため初対面の人は、一郎さんが何を言いたいのかわからない。しかし興味があることには一生懸命取り組む頑張り屋だった。

幼稚園に入っても三輪車をうまくこげなかった。毎日サドルに座り、足で地面を蹴って進んだ。坂道を見つけると三輪車を押し上げて、足を高く上げて駆け下った。美奈子さんが「脚力がなくても漕げるのでは」と考えて車輪の大きな三輪車を購入すると、練習を重ねて進めるようになった。小学校に入ると自転車にも乗れるようになった。

小学校は特別支援学級に通い、朝は近所の友達と一緒に登校した。友達が家に遊びに来ることも多く、同年代との交流に自然と慣れていった。中学の時も学校全体の対応が良く、楽しく過ごした。ただこの頃、てんかんを合併していると診断され、抗てんかん薬を飲み始めた。これが服薬の始まりだった。高校は養護学校の高等部に通い、卒業後は自宅近くの作業所に通う日々を過ごした。

父親の陽三さんは、一人息子の一郎さんが可愛くて仕方なかった。週末はいつも行動を共にして、成人してからも県内外を頻繁に旅行した。一郎さんは環境が急に変わると体調を崩すので泊まりがけの旅行は難しかったが、日帰りで四国や九州などにも行った。本来ならばとっくに親離れしている年齢。そう考えると複雑な思いもあったが、いつも一緒にいてくれることがありがたく、うれしかった。旅先で綺麗な風景にははしゃぎ、おいしいものを食べると全身が「笑顔」になる。疲れたら愚図り、不快だと怒る。一郎さんの衒《てら》いのない感情表現を陽三さんは愛した。

母親の美奈子さんは広島市の安田女子高等学校で音楽を教えていた。音楽部の顧問を務め、全日本合唱コンクールで何度も入賞に導いた。一郎さんは美奈子さんの影響でクラシック音楽が好きだった。家族でたびたび、コンサートに行った。会場では静かに、心地よさそうに演奏を聴いた。だが美奈子さんが登場する演奏会は特別で、興奮を抑え切れなかった。安田女子高等学校で行われた定期演奏会。合唱の指揮のため舞台に登場した美奈子さんを目ざとく見つけた一郎さんは叫んだ。「あ、お母さんや!」。場内の緊張は一気にほぐれ、笑顔が広がった。危なっかしくていつも冷や冷やするけれど、真っ直ぐな心を持つ一郎さんを美奈子さんは愛した。

一郎さんに学んだ広島大の学生たち

一郎さんの家には広島大学の学部生や大学院生が頻繁に出入りしていた。美奈子さんが大学のOBだったこともあり、障害児教育を学ぶ学生たちの研修を長く受け入れていたのだ。学生たちは一郎さんと長く過ごすことで、自閉症の人への誤解や偏見を解いていった。

現在、福岡市内の障害者基幹相談支援センターでセンター長を務める池田顕吾さんも一郎さんに導かれた一人だ。土曜日を中心にほぼ毎週、一郎さんの家に4年間通い続けた。一郎さんは少し年下で、初めて会った時は高校生だった。2人はいつも兄弟のように仲良く外出し、ごはんを食べたり、買い物をしたり、卓球やボウリングをしたりした。一郎さんが好きなバスを見るため、近くの車庫に行くことも多かった。揺れる乗り物が好きな一郎さんを喜ばせるため、知人に頼んで四駆に乗せてもらい、オフロードを爆走したこともある。激しく上下する車内で一郎さんが発した歓喜の声を、池田さんは忘れられない。

障害児教育を学び始めた頃の池田さんは、自閉症の人に対して「コミュニケーションが困難」というイメージを抱いていた。ところが一郎さんはよくしゃべり、感情を素直にぶつけてきた。

「『ぶちたいぎやのう』とか『やめんさいや』とか、広島弁を流暢《りゅうちょう》に操る姿に衝撃を受けました。広島の人なので考えてみれば当然なのですが、一郎さんは私が勝手に抱いていた自閉症のイメージを根底から覆《くつがえ》してくれました」と池田さんは笑う。

一郎さんとの出会いをきっかけに、池田さんは無知に基づく先入観で自閉症の人を見てはいけないと気づいた。適切に関われば必ず響き、深い関係を築けると知った。そこに教育の原点を見た池田さんは、自閉症の人と関わり続ける道を選んだ。

「私以外にも多くの学生が一郎さんに学ばせてもらいました。大学教授になって活躍している人もいます。一郎さんの協力で研究が進んだ音楽療法もあります」

月日は淡々と過ぎて行った。一郎さんは作業所通いを続けた。陽三さんと美奈子さんは貯金を続け、一郎さんが20代の時に3階建てのマイホームを建てた。家族3人には大き過ぎるその家は、将来、一郎さんが仲間や支援者と共にグループホームのような形で住むことができる設計にした。他に所有する物件から、一定の家賃収入を得る道も作った。親亡き後も、一郎さんが慣れ親しんだ家で安心して暮らせるように。

2人の人生は一郎さんに振り回されたわけではない。大好きな一郎さんのために頑張ることが2人の喜びであり、一郎さんは2人の活力源だった。

福岡の施設で充実したショートステイ

順調に見えた将来設計は、2010年、陽三さんの体調急変で狂い始めた。父と子は毎朝、家の周囲を1時間ほどかけて散歩するのが長らくの日課になっていた。それができなくなった。

美奈子さんは甲状腺の病気を患って疲れやすかった。それでも陽三さんの看病と一郎さんの世話に全力を傾けた。心身の疲労は積み上がるばかりで、顔面神経麻痺と動眼神経麻痺を立て続けに発症し、右の瞼《まぶた》が下垂したままになった。美奈子さんから家庭の状況を聞いた眼科医は「このままでは症状がさらに悪化して、目が開かなくなるかもしれない。ご主人と息子さんの両方を一身に抱え込んでいたら、あなたの体が先に駄目になりますよ」と忠告した。

自閉症の人は決まったペースが乱れるのを極端に嫌う。散歩が途絶えた一郎さんはイライラを募らせ、早朝に「はよせえや」などと大声を上げたり、服を脱いで裸になったりした。ちょうどこの頃、一郎さんが可愛がっていた飼い猫がいなくなり、ますます落ち着かなくなった。2012年、美奈子さんは一郎さんを一時入所させてくれる施設を探し始めた。苦渋の決断だった。

近くの施設には空きがなかった。そこで、池田さんが働く社会福祉法人が運営する福岡県の障害者支援施設を頼った。2012年から2013年にかけて、一郎さんは計6回の短期入所を繰り返した。長い時は20泊した。

1回目のショートステイ初日、一郎さんは美奈子さんの姿が見えなくなると急にそわそわした。池田さんが寄り添っても落ち着かなかった。その夜は一睡もせず、しゃべり続けたり大声を出したりもした。だが2日目の夜は疲れて5時間眠った。このような1日おきの睡眠サイクルをショートステイ中は繰り返すことがわかり、この施設は一郎さんのペースを尊重する体制を組んだ。眠らない日は、夜勤の職員がすぐそばで長く対応できるようにした。すると一郎さんの不安は和らぎ、大声を上げる頻度が減った。昼間も他の入所者と一緒に運動するなどして、楽しく過ごせるようになった。

2回目以降の短期入所でも、初日の緊張や1日おきの睡眠サイクルは続いたが、「なぜ大声を上げたのか」「どうして眠らないのか」など、入所者の心の動きを察して対応する経験を積んだ職員たちのサポートによって、一郎さんは施設生活に慣れていった。

ショートステイを繰り返して、楽しく過ごす一郎さんの姿と職員の力量を垣間見た美奈子さんは、この施設に一郎さんを預けたいと思った。広島の家をグループホームのように使う夢は潰えても、一郎さんが今、最も安らげる道を選びたかった。一郎さんにいつでも会えるように、将来は福岡に引っ越す決意もした。

広島の施設は睡眠薬常用を迫る

だが2013年中は施設の定員に空きがなく、早くても2014年6月までは入所できない状況だった。そこで待機期間中、一郎さんが通う広島市の作業所と同じ社会福祉法人が運営する障害者支援施設への一時入所を望んだ。10年以上前から付き合いのある作業所の職員にそのことを相談すると、憮然とした顔でこう言われたのを美奈子さんははっきりと覚えている。

「すぐに入所なんてできませんよ。まずミンヤクを入れてきてください」

美奈子さんが「ミンヤクって何ですか」と訊くと、作業所の職員は言葉を続けた。

「睡眠薬ですよ。通院では難しいから、入院して薬を調整してください」

入所すると相部屋になるため、不眠の傾向がある一郎さんはこのままでは受け入れられないのだという。「福岡では薬を増やさなくても対応してもらえました」。そう言い返したかったが、一時的とはいえ世話にならなければいけないので、胸に収めた。

以後、入所施設や作業所の職員と美奈子さんが、入所時期などを話し合う会議がたびたび開かれた。施設側は「泊まりでの睡眠をしっかりとれる。できれば6時間」を入所条件として提示した。一郎さんのペースを尊重した1日おきの睡眠ではダメで、毎日眠らせることが条件だった。入院させて睡眠薬などを調整する方向で、話がいつの間にか進んでいった。

一郎さんはこの当時、子供の時から世話になっている小児科を受診し続けていた。薬は抗てんかん薬のテグレトールの他に、生活リズムが乱れて独語や大声が目立つようになってからは、比較的少量のリスパダール（抗精神病薬）、ヒルナミン（抗精神病薬）、ピレチア（抗ヒスタミン薬）が処方されていた。ベンゾジアゼピン系睡眠薬が処方されたこともあったが、頓服としての使用で常用はしなかった。これらの薬を精神科で改めて見直し、睡眠薬を常用することを一郎さんは求められた。

2013年8月1日、一郎さんは民間の精神科病院を受診した。薬の調整には入院が必要で、鍵のかかる個室で治療すると告げられた。「ただでさえ環境変化に弱いのに、隔離などされたら激しく混乱してしまう」。そう思った美奈子さんは入院を断った。代わりにこの病院に外来通院することになり、処方された新たな抗精神病薬などを飲み始めると、これまでほとんどなかった失禁や、妙にそわそわした行動などの問題が発生した。医師に相談しても

「そんなことはない」と取り合ってもらえず、美奈子さんは一部の薬を飲ませないようにした。

「里心がつく」と3ヵ月面会できず

同年10月、国立病院機構が運営し、重症心身障害者の入院病棟を持つ精神科病院が一郎さんを受け入れることになった。美奈子さんは、以前から付き合いのあったこの病院の療育指導員（以下、A指導員）に「うちは他人を傷つけたり暴れたりしなければ、隔離はしません。一郎君はその心配はないので大丈夫です」と聞いていたので、信頼して任せることにした。

事前に施設見学に行った美奈子さんは、A指導員に案内され、一郎さんが入るという重症心身障害者病棟の「観察室」などを見た。看護師詰所のすぐ横に設けられた観察室はベッドしかない殺風景な個室だったが、監視カメラが回る精神科病棟の隔離部屋のような物々しさはなかった。だがドアの鍵穴が目に入ったため「鍵を閉めるんですか」と訊くと、A指導員は「閉めませんよ」と断言したという。トイレは部屋の外にあり、「自由に行ける」とも言っていた。それが真っ赤な嘘だとわかったのは、一郎さんの死亡後だった。

一郎さんの入院時、精神科の主治医（この病院の院長）から隔離についての説明はなかったという。「里心がつくので3ヵ月は会えません」と美奈子さんは面会を拒まれたため、頻繁に電話をして様子を訊くと、A指導員らは「元気にやっていますよ」などと言っていた。3ヵ月が経ち、美奈子さんが「約束の期間が過ぎました。面会したい」と強く申し出たことで、母子はやっと再会できることになった。

2014年1月15日、面談室で対面した一郎さんは変わり果てていた。まるで末期のがん患者のようにげっそりと痩せ細り、肌は荒れ、上半身は骨粗鬆症《こつそしょうしょう》が進んだ老女のように前傾していた。背部に湾曲が生じていたのだ。「どうしたの!」。運動好きではつらつとしていた一郎さんの姿はそこにはなかった。美奈子さんが泣き出すと一郎さんは落ち着かず、椅子から何度も立ち上がるので面会は30分ほどで終了した。

変わり果てた理由も説明せず遁走した院長

なぜこんなにも痩せて背中が曲がったのか。美奈子さんの問いにA指導員は「痩せたのは糖尿病のカロリー制限のためです。痩せて胸の前の脂肪がなくなり、支えがなくなったので、もともと短い首が前に傾いたのです」と答えた。こんな非科学的な説明に納得できるはずもなく、主治医の院長に面会を求めたが、多忙を理由に会うことはできなかった。

以後、美奈子さんは何度も院長との面会を求めた。しかし、いつも「会議」などとかわされて会えず、3月の退院時の見送りにもやって来なかった。治療経過も副作用についても、院長には最後まで話を聞けなかった。

一郎さんの死後、カルテ開示のため病院を訪れた美奈子さんが、診察室前で見かけた院長に短時間でも話を聞こうと声をかけると、院長は驚いて逃げ出し、2階の自室に鍵をかけて立てこもった。10分ほど待っても出て来ないため、仕方なく1階に下りて診察室前で待っていると、再び現れた院長は美奈子さんがいることにまたも驚き、今度は廊下から外に逃れた。当時は整地されておらず土がむきだしだった空き地をすごい速さで駆け抜け、別棟に消えた。美奈子さんは110番通報された。事情を話すと警察官は同情してくれたが、院長の話を聞けぬまま立ち去らざるを得なかった。

面会でバレた「隔離はしない」の嘘

話を一郎さんの入院中に戻そう。2014年1月18日、美奈子さんは再び面会に行った。A指導員は忙しいのか姿を見せず、対応したのは初対面の若い看護師だった。面談室が塞がっていたため一郎さんがいる観察室に案内され、中で会った。面会を終えて観察室から出た時、看護師はどこからともなく合鍵の束を取り出し、自然な動作でドアの鍵をかけた。驚いた美奈子さんが「鍵はかけない約束です。なぜかけるんですか」と問いただすと、看護師は慌てた様子で「今は隣の部屋の人が入ってくるといけないので」と言い開きした。

看護師のおかしな言動に不信感を募らせた美奈子さんは帰宅後、A指導員にファクスを送った。A指導員と連絡を取りたい時は、なぜか最初にファクスを送ることになっていた。しばらくして電話があり、「隔離しているんですか。隔離しないというのは嘘だったんですか」と問うと、A指導員は「いつもしているわけではありません。必要な時だけです」とたどたどしい口調で答えた。

ところがこの病院は、入院初日（2013年10月16日）から退院日（2014年3月3日）まで、一郎さんをずっと個室隔離して多剤大量投薬を続けていた。その事実は、一郎さんが3月24日に突然死し、美奈子さんが病院のカルテや看護記録を入手して初めてわかったことだった。

「まさかずっと隔離して薬漬けにしているなんて。隔離して状態を悪化させるくらいなら、私がどうなろうと家で見続けます。薬物調整中はずっと隔離すると言うのなら、前の精神科病院の時のように拒否して連れ帰るつもりでしたし、病院にもそのように伝えていました。なぜ嘘をついてまで受け入れたのか全くわかりません。A指導員や病院を信じてしまった私がバカでした。悔やんでも悔やみ切れない」

一郎さんが痩せ細っていく様子に不信感を募らせた美奈子さんは「もう連れて帰ります」と訴えたこともあったが、病院に拒まれた。「強制入院ではない。病院が何と言おうと連れ帰っていれば……」。息子を守れなかった自分を美奈子さんは責め続けている。

自前の隔離ガイドラインも守らぬ病院

美奈子さんへの説明もなく隔離を続けた病院の不誠実さはカルテにも表れている。一郎さんの入院を控え、美奈子さんが観察室などの病棟見学をした日のカルテには、主治医とは異なる筆跡で次の一文が書き加えられていた。

「病棟見学（一般病床・動く重症心身障害者病棟） 観察室含めて見学。母了解される」

署名がないこの部分について、後に美奈子さんの弁護士から追及された病院は「医師の指示に基づきA指導員が記載したもの」と説明した。

美奈子さんは入院については了解したが、それは先に記したようにA指導員が「観察室の鍵はかけない」と明言したためだった。ところがこのカルテには、美奈子さんが求めた「隔離しない」という最優先の希望は記されず、代わりに「病棟を見学して安心した。隔離を含め病院にお任せ」とも読める前記の言葉をA指導員が書き込んだ。姑息な追記と言わざるを得ない。

先の一文にある「動く重症心身障害者」とは、重い知的障害があっても動き回ることは可能な障害者を指し、医療、福祉関係者がそのように呼んでいる。〝動く重心〟と略すことが多い。「歩ける」「走れる」「活動的」などではなく〝動く〟とするところに、嫌悪感や差別意識が透けて見える。

一郎さんが入院したのは精神科病棟ではなく一般病棟であり、強制入院ではなく一般入院だった。当然、本人と家族の意思は最優先されなければならない。ところがこの病院は、高い専門性を有しているにもかかわらず、「面会謝絶＋隔離＋薬漬け」というブラック精神科そのものの対応を行った。しかも法的根拠のない一般病棟での隔離を、家族の同意を得ずに内緒で4ヵ月半も続けたのだ。

一般病棟に精神保健福祉法は適用されず、精神保健指定医の判断で隔離や拘束を行うことはできない。このような病院は往々にして「我々のガイドラインに基づいて適正に対応している」と主張する。国立病院機構が運営するこの病院にも、2000年制定の「重心病棟での隔離・身体拘束についてのガイドライン」がある。だが、本人や家族の意思、同意で行う一般入院において、本人や家族の意思に逆らい、同意なく行った隔離までも正当化できるのだろうか。

このガイドラインは次のような原則を掲げている。「児童福祉法の精神からも、隔離拘束は望ましいことではないが、やむを得ず行う場合は精神保健福祉法、および、当院精神科病棟における隔離・拘束マニュアルに準拠した方法で行う」。このような〝やむを得ず〟は、病院の都合でいくらでも拡大解釈できる。

隔離拘束の指示について、このガイドラインは「家族にも説明し、了解を得る努力をする

（入院時に包括的に説明をし、隔離・拘束を開始した時には改めて説明し、同意を得るよう努める）」と書いている。病院側は一郎さんの隔離について、病棟見学の時にA指導員が説明したと主張するが、先に書いたように美奈子さんは明確に否定している。隔離開始時の説明もなかったのだとすれば、この病院は自らの都合で作った独自ルール（法的根拠のない独自ガイドライン）すらも守れない暴走病院ということになる。

強引な隔離による刺激で不安定に

一郎さんの主訴は「不眠、興奮、多弁」とカルテに記されている。自傷や他害の恐れはなかった。入院初日はどのような状態だったのか。看護記録から関係する部分を抜き出してみよう。

13時30分　入院
独歩にて入院。大きな声を出し、歩きまわる。入室しようとせず。スタッフ付き添い様子観察する。
14時45分　個室施錠開始
再三の促し、介助にて入室。興奮強い。

15時30分
放便、弄便あり。開けてほしいとドア叩き訴えている。上半身裸になっている。
22時00分
大声を出してドアを叩いている。ドアを指さし「開けて」と訴える。言動は支離滅裂なことと多い。

第3章でも書いたが、いきなり隔離や拘束をされたら誰でも興奮し、言動が支離滅裂になる。それをおかしな言動の根拠として提示する医療者の頭の中こそ支離滅裂で病んでいる。一郎さんは自宅での排便、排尿に問題はなかった。一人でトイレに行けた。ところが観察室という名の隔離部屋に備え付けのトイレはなく、ポータブルトイレが置かれただけだった。そして一郎さんは便や尿を頻繁に漏らすようになった。投与された薬の影響もあったのかもしれない。

翌17日の看護記録に重要な記載がある。

8時00分
夜間ナップサックをずっとかけて過ごす。前室に預かる（A指導員より）
8時20分

訴えなく室内徘徊している。
9時00分
大声や何かを話している。人のいない方向へ向けて会話のように声を出している。
16時00分
大声で独語していること多いが、「リュックを持って来い」というニュアンスのことを言っていることが多い。
20時30分
巡室毎異常なし。スタッフルームの方に向かって「リュックサックがほしい」と言っている。

このリュックサックとは中学生の時、美奈子さんが買ってあげた黒色のリュックのことだ。どこに行くにも肌身離さず持ち歩いていた。生地のあちこちが傷んでいたが、一郎さんにとっては人生を共に歩んできた分身であり、心を落ち着かせるのに欠かせない宝物だった。これとは別に、入院時には黒地に花柄の入った巾着袋と、えんじ色のリュックサックも持参していた。どちらも小学生の時に購入した思い出の品で、眠る時はいつもこれを抱いていた。しかしこの2つは見るからにボロボロで、観察室に入る前に「これは預かっておきますね」とA指導員に取り上げられてしまった。

言わば無害の精神安定剤を奪われた一郎さんは、残った黒色のリュックを背負い、眠れぬ夜をじっと耐えたのだ。しかし翌朝、病院はそのリュックさえも取り上げ、落ち着かなくなった一郎さんに何種類もの薬を投与し続けた。退院時、黒色のリュックは返却されたが、巾着袋とえんじ色のリュックは戻ってこなかった。ゴミのように扱い、処分したのだろう。

薬漬けと体重激減

一郎さんが経口投与されていた薬と一日量を列記する。入院中、この処方はほとんど変わらなかった。

テグレトール200mg　2錠（抗てんかん薬）
リーマス200mg　2錠（躁病・躁状態治療薬）
コントミン50mg　1錠（抗精神病薬）
フルニトラゼパム2mg　1錠（ベンゾジアゼピン系睡眠薬）
ルネスタ2mg　1錠（非ベンゾジアゼピン系睡眠薬）
エビリファイ6mg　1錠（抗精神病薬）
エビリファイ12mg　1錠（抗精神病薬）

ニトラゼパム5㎎　2錠（ベンゾジアゼピン系睡眠薬）
レンドルミンD錠0・25㎎　1錠不眠時頓用（チエノジアゼピン系睡眠薬）
アキリデン1㎎　1錠（抗パーキンソン薬　12月に中止）
センノシド12㎎　1錠（緩下剤）

さらに持病の糖尿病、高血圧、高脂血症の治療として次の薬を併用した。

アルセチン10㎎　1錠
アムロジン2・5㎎　2錠
ジャヌビア50㎎　1錠

一郎さんは精神疾患を発症して入院したのではない。落ち着かなくなったのはいきなり躁病を発症したためではなく、両親の病気を原因とした生活環境の変化のためだった。一時入所する広島市内の福祉施設の関係者らが、受け入れ条件として薬物調整を求めたため、疲弊した両親は入院による調整を受け入れざるを得なかった。
ところが病院は、隔離、リュック取り上げ、ポータブルトイレでの排泄強制などを行い、一郎さんをますます混乱させた。そして大声を上げたり、独語を続けたりする反応を躁状態とみなし、これを抑える目的でリーマス、エビリファイ、テグレトール（抗てんかん薬だが躁状態を抑える作用もある）を投与し続けた。さらに催眠を目的に、フルニトラゼパム、ルネスタ、ニトラゼパム、コントミンの４剤を使い続けた（頓用のレンドルミンも27回使用）。

環境変化に弱い自閉症の人に、病院で対応する医療者の苦労は容易に想像できる。状況によっては薬で抑えたり、隔離をしたりしなければならない場面もあるだろう。だが、環境変化による混乱を同じ人間として理解し、想像力と共感を持って接する努力を怠り、終始、隔離と薬でしのごうとする対応は人権無視も甚《はなは》だしく、到底容認できない。

入院時に60kgあった一郎さんの体重は、退院時には47kgと13kgも激減した。筋力が著しく衰えたかのように足元がふらつき、「転倒しそうで怖かった」と美奈子さんは振り返る。病院はこの異様な減量について「糖尿病の治療のため」と美奈子さんに説明した。だが、２０１０年頃に基準値を超えた一郎さんの血糖値は、子供の時から診ている内科医の勧めで70kg台から60kg台に体重を絞ったことと、薬の効果もあって落ち着いていた。入院直後の血液検査では、ヘモグロビンＡ１ｃは６・０％で基準値内。空腹時血糖も96㎎／dLで基準値内に収まっていた。

従来の治療で血糖はコントロールできていたのに、なぜ健康を害しかねないほどのさらなる減量を短期間に強いたのか。向精神薬の中には血糖値が跳ね上がるものもあるため、用心したのだろうか。一番の糖尿病対策は食事と運動だが、一郎さんを隔離部屋に閉じ込め続けた病院が、継続的な運動療法を行った形跡はない。

食事も隔離部屋で摂らなければならなかった。一郎さん（身長158cm。標準体重は55kg）の栄養状態を評価した病院の管理栄養士は、隔離部屋生活での一郎さんの必要エネルギーは1日1900kcalと推定した。食事は介助もあってほとんど食べていたようなので、推定摂取エネルギーは2000～2100kcalだった。それなのになぜ、体重は標準を著しく下回るまで減り続けたのか。

表れた様々な副作用

抗精神病薬を多く摂取し続けると、筋肉の強張《こわば》り、背中や首などが曲がるジストニア、手足の震え、落ち着いて座っていられないアカシジアなどの副作用が高頻度で生じる。これらは錐体《すいたい》外路症状と呼ばれる。一郎さんに突然表れた背部の湾曲は、錐体外路症状と見るのが自然だ。さらに、筋肉の激しい硬直が続くと筋肉組織が壊れる横紋筋融解症が引き起こされることもある。筋肉が衰えるので長期に及ぶと体重は減少し、悪化すると腎障害などで死亡する危険がある。

横紋筋融解症が起こると、血液検査でCK（クレアチンキナーゼ）値が急上昇する。実際、入院期間の前半に一郎さんのCK値は高値《こうち》を続け、2013年12月の検査では2632U/ℓ

（男性の正常値は62〜287U/ℓ）に達した。CK値は激しい運動後にも上昇するが、狭い隔離部屋で鎮静の薬を多く投与された一郎さんが激しい運動を続けるとは考えにくい。看護記録にもそのような記載はない。

多量の薬の影響で薬剤性心筋炎や深刻な不整脈が起きていた可能性もある。一郎さんが飲んでいたリーマス（炭酸リチウム）とテグレトール（カルバマゼピン）は、「急性および慢性心筋炎の診断・治療に関するガイドライン」（日本循環器学会、日本心臓病学会など6学会合同研究班が作成）で「心筋炎を惹起する薬物」としてあげられている。だが主治医の院長は心電図を一度もとらなかった。

背部湾曲を院長は「気づかなかった」と証言

院長は後の民事裁判（2018年7月の広島地裁での証人尋問）で、一郎さんが落ち着かないため心電図検査はできなかったと証言したが、落ち着かせるために美奈子さんに協力を求めるなどの対策は「考えなかった」という。心電図検査を軽視していたのだろう。CK値は入院期間の後半に下がり、体重が47kgまで落ち切って著しく衰弱した2014年2月半ばの検査では正常値になった。この変化が意味するものは何なのか。

入院中に一郎さんの背部に生じた湾曲については、看護記録に何度も記されている。とこ

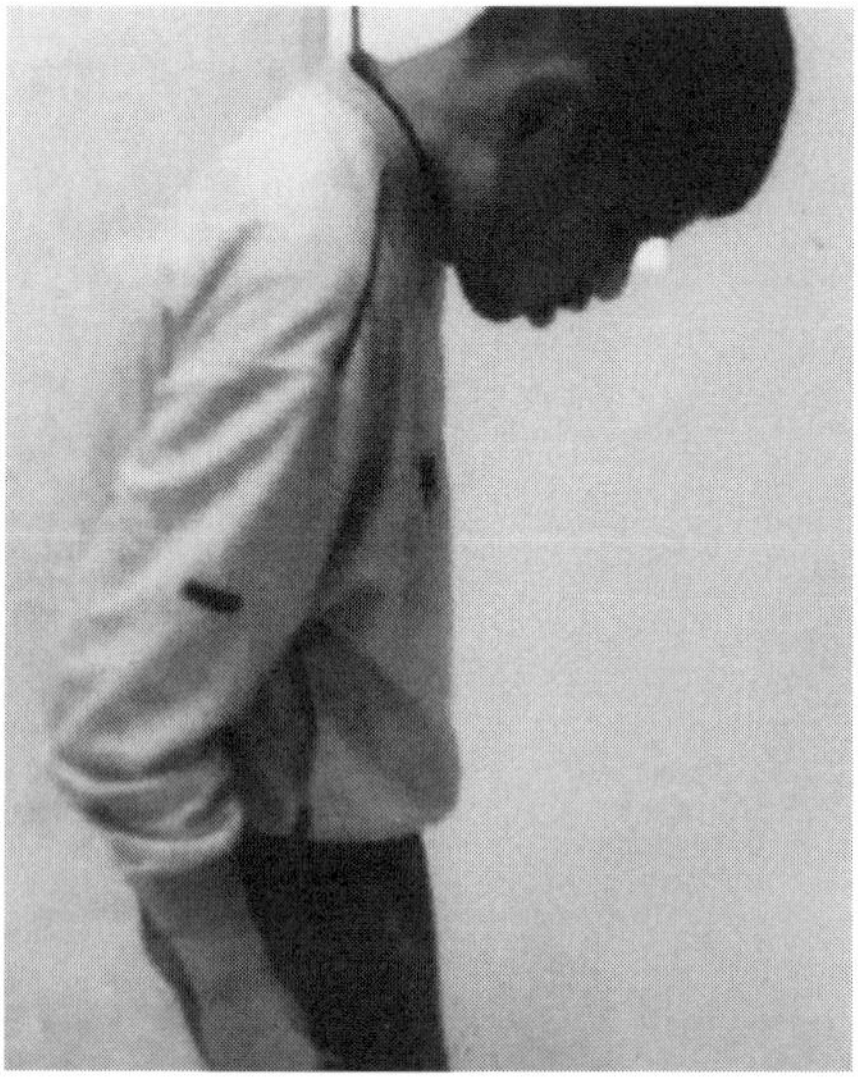

背中が湾曲し、足取りがおぼつかない串山一郎さん。多量の抗精神病薬投与で起こる典型的な副作用とみられるが、院長はこの湾曲に「気づかなかった」という（2014年１月20日、病院内）

ろが院長はこの湾曲について「曲がっているようには見えなかった」「気づかなかった」「看護記録は見ていなかった」などと、嘘をついてはいけない法廷で証言した。この病院のガイドラインでは、重心病棟で隔離を行った場合、月に1度程度のカンファレンスを行って、引き続き隔離が必要かどうかを検討すると定めている。実際、カンファレンスは定期的に開かれたので、院長と担当看護師は詳細な情報交換を行ったはずだ。その際に、深刻な背部の湾曲が話題に上らなかったとは考えにくい。

退院時に院長が作成した「退院時総括」に関連する「退院時看護要約」には、「２０１３

年11月下旬頃より、背部の湾曲があり、前屈姿勢で過ごす事が多くなった。薬剤調整し、湾曲軽減したが、前屈姿勢が続いている状態である」との記載がある。法廷では「気づかなかった」と言いながら、じつは湾曲を問題視して薬の調整を行っていたのだ。これは法廷での虚偽証言にあたるのではないか。

院長を含む医師の診察の多くは、ガラス窓から覗いて一郎さんの様子を見るだけだったとも証人尋問でわかった。一郎さんを初日から隔離した理由については、院長は「刺激を遮断するため。そういう環境を整えるため」と証言した。一郎さんは隔離自体が著しい刺激になるというのに、その点は全く考慮しなかったようだ。退院まで隔離し続けた理由を裁判官に問われた院長は「刺激を遮断して、という、その効果を信じて観察していける居住空間、安心できる場所ということもあり得る。あそこの部屋が最後まで彼にとって必要だったと思います」と答えた。

一郎さんにとって必要だったのではなく、管理を楽にするため病院にとって必要だった、と思えてならない。

発見時はすでに死後硬直

一郎さんは2014年3月3日、衰弱し切った状態で退院した。夜も寝ないでしゃべり続けるほどの体力は明らかに失われていた。無情な言い方をすれば、「動く重心」から「あまり動かない重心」化で、活動的な重複障害者を邪魔者扱いする人々は、このような状態を「管理しやすくなった」と喜ぶのだろう。

30代には見えないほど老け込んだ一郎さんを心配した美奈子さんは「家に一旦連れ帰って療養させたい」と訴えた。しかし、広島の施設は「ここに慣れるまでは自宅に帰さないようにする」との方針で、一郎さんは退院したその足で入所した。

入院中に生じた背部湾曲と体力低下、さらに睡眠薬の影響もあって、一郎さんは施設内で何度もふらついた。14日朝、ベッドから起き上がろうとして転倒し、左の眉の上を8針縫うけがを負った。頭部を激しく打った恐れがあるため、病院でCT検査を受けた。18日には38・6℃の熱を出し、施設職員が内科に連れて行った。一郎さんがこれまで受診したことのない医療機関だったため、医師がのどを見ようとしても口を開けなかった。インフルエンザ検査は陰性だったので、医師は通常の感冒と診断した。風邪薬と解熱用のボルタレンが処方された。美奈子さんは20日、かかりつけ医を受診させたいと施設職員に訴えたが実現しなかった。

21日の朝食後、一郎さんは「帰りたいです」「助けてください」と訴えた。23日午後9時30分、就寝前の薬を服用。ウトウトしながらも布団から何度も起き上がろうとしたが、午後11時30分に就寝した。

24日午前6時、居室を訪れた職員が声をかけても反応せず、救急車を呼んだ。すでに死後硬直があったため救急搬送はされず、警察が到着して検視を行った。着衣に乱れはなく、死因は急性心筋梗塞とされた。死亡日時は24日午前2時頃と推定された。

一郎さんの死因は本当に急性心筋梗塞だったのだろうか。死因は心臓の血液を採取して心筋障害の有無を調べる心筋トロポニン検査（心臓穿刺）で判断したようだが、この方法は穿刺針が心筋を傷つけて偽陽性になりやすいとの指摘がある。また、トロポニンの値は心筋炎などでも上昇する。

抗精神病薬などの過剰な投与は致死的な不整脈を招き、患者を突然死に至らしめることがある。一郎さんが飲んでいたコントミンの添付文書には、重大な副作用の項目に「突然死、心室頻拍」とある。先に指摘したように、多量の薬やウイルスの影響で心筋炎が起きていた可能性も捨て切れない。だが美奈子さんが希望したにもかかわらず、行政解剖は行われなかったため、正確な死因はわからずじまいとなった。

「非人道的な扱い」を社会に問う裁判

陽三さんと美奈子さんは、広島の入所施設（被告は施設を運営する社会福祉法人）と、入院していた病院（被告は国立病院機構）を相手に2件の民事訴訟を起こした。「重複障害者が直面している非人道的な扱いを多くの人に知って欲しい」との思いがすべてだった。国立病院機構相手の裁判は広島地裁で2018年現在も続いている。院長の証人尋問はこの裁判で行われた。入所施設が十分な見守り義務を果たさなかったと訴えた裁判は、すでに敗訴した。

敗訴した裁判で美奈子さんが見守り義務以上に問題視したのは、施設関係者が入所条件として睡眠薬の使用を強く求めたことだった。この点について、2017年3月に控訴を棄却した広島高裁は次のような見解を示した。

「被控訴人が睡眠薬の投与等を求めたのは、被控訴人の組織運営の都合も否定できないものの、主に、控訴人らの健康状態から一郎を介護していくことが困難になったことから、これから施設での生活を継続していくことを迫られる一郎への配慮であることが認められる」

薬物を使ってでも施設の都合に合わせて生活スタイルを「矯正」することが、一郎さんへの配慮だというのだ。本人や家族の意思は置き去りにして。このような本人不在の有難迷惑な発想を突き詰めていくと、その先に前述の植松被告の姿や、知的障害者らが被害を受けた強制不妊手術問題がちらついてくる。

植松被告が衆議院議長宛に書いた手紙の一部を紹介する。重複障害者の行動を薬でコントロールする発想と、安楽死させる発想は決して断絶したものではなく、一続きのスペクトラムだと思えてならない。

「障害者は人間としてではなく、動物として生活を過しております。車イスに一生縛られている気の毒な利用者も多く存在し、保護者が絶縁状態にあることも珍しくありません。私の目標は重複障害者の方が家庭内での生活、及び社会的活動が極めて困難な場合、保護者の同意を得て安楽死できる世界です。重複障害者に対する命のあり方は未だに答えが見つかっていない所だと考えました。障害者は不幸を作ることしかできません」

一郎さんが蒔いた幸せの種

一郎さんは不幸な死を迎えた。だが、多くの障害者を幸せにするきっかけを作った。一郎さんと出会い、重複障害者と共に歩む道を選んだ池田さんは、福岡市が2015年から続ける強度行動障害者の集中支援事業などに密接に関わっている。

この事業は、重度の知的障害があり、激しい自傷や他害行為、強いこだわり、物の破壊などを繰り返す強度行動障害の子供や大人を対象としている。「障がい者地域生活・行動支援センター　か〜む」(福岡市城南区)で3ヵ月程度暮らしてもらい、集中支援を行う。支援者はこの間に問題行動の背景を探り、個々の特性に応じた関わり方などの支援策をまとめる。期間終了後、家族や受け入れ施設などはこの支援策を生かして関わり方を変えていく。すると問題行動が急激に減る例が報告され始めている。

強度行動障害を招きやすい自閉症の人は、感覚の障害に苦しんでいることが多い。聴覚や嗅覚が過敏だったり、逆に鈍感だったりする。気圧の影響を受けやすく、変動すると不快で眠れないこともある。体温コントロールがうまくいかず、気温が上がると服を脱いで裸になったりする。彼らは意味もなく行動しているのではなく、環境の変化に過敏に反応しているのだ。それをむやみに抑えつけると、イライラを募らせて問題行動につながっていく。鎮静や睡眠のための薬は一時しのぎでしかない。同じ人間として向き合い、行動の意味を探る感性が支援者には欠かせない。全国から注目を集める福岡市の事業は、良き支援者を育む取り組みでもある。

おしゃべりで正直でやさしくて、多くの人に好かれた一郎さん。彼はこの社会に散在する非人道的なクレバスに落ち込み、不慮の死を遂げてしまったが、彼が社会に蒔《ま》いた幸せの種は着実に成長し続けている。

第６章

患者を殴りまくる精神科医

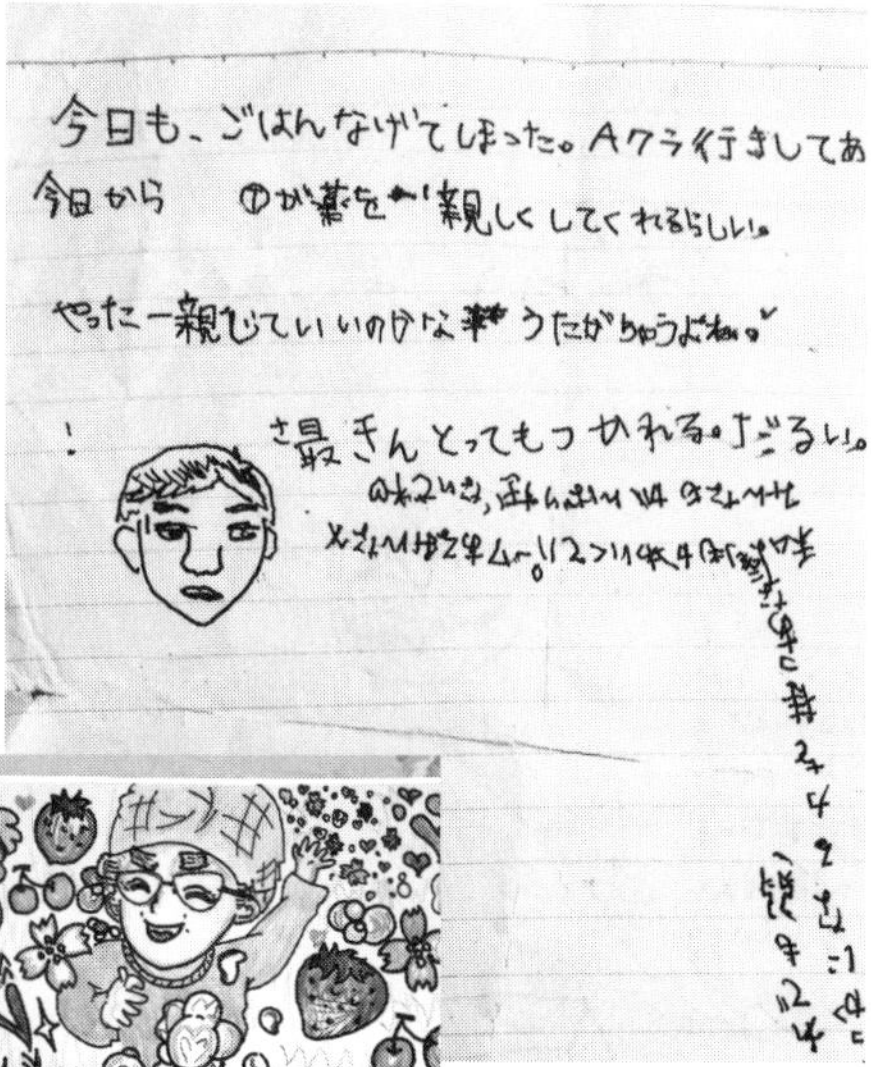

Ｓ病院で薬漬けになっていた頃の恵さんの日記。誤字が多く、絵も幼い子供が描いたようだ。この様子に主治医は「軽度知的障害」のレッテルも貼った

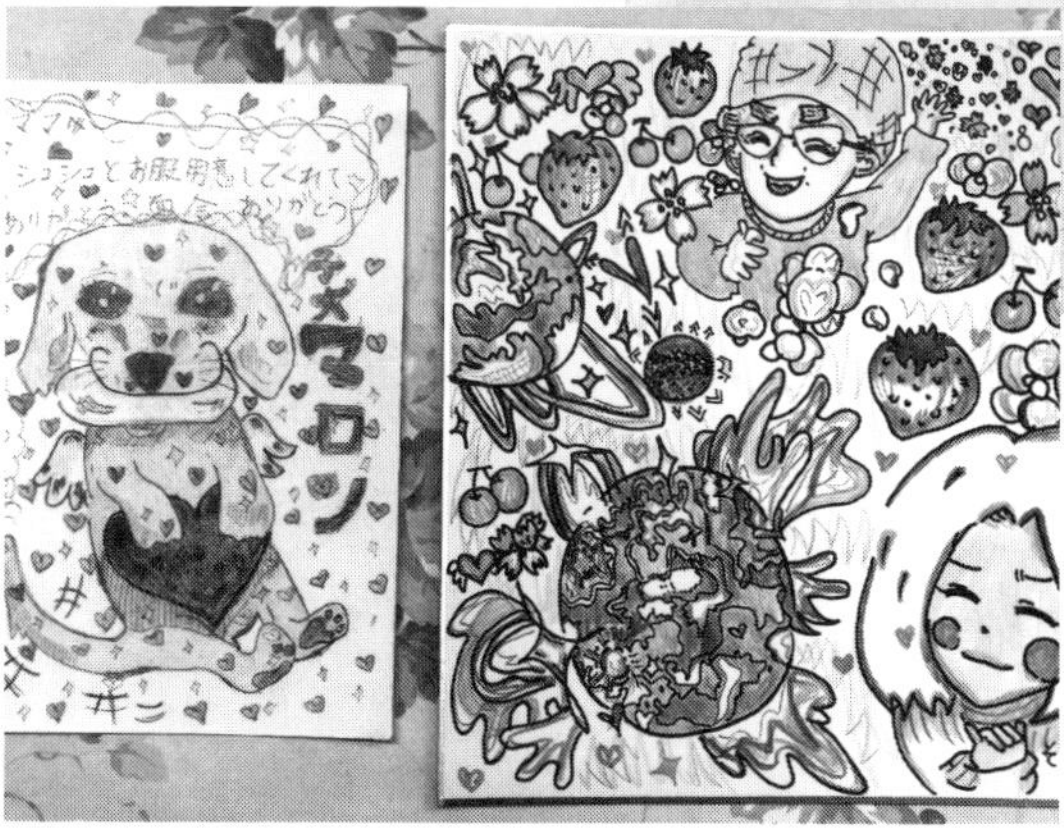

Ｎ病院で減薬を進めていた頃に描いた愛犬のイラスト（左）と、退院後間もなく知人女性に贈った似顔絵入りイラスト。薬が減るにつれて絵も文字も生気を取り戻していったことがわかる

暴れる患者は射殺されても仕方がない？

2018年5月、約1200病院が加盟する日本精神科病院協会の協会誌とホームページに、会長の山崎學さんが「欧米での患者中心医療の外側で起こっていること」と題する一文（巻頭言）を寄せた。安倍首相と親しい〝アベ友〟としても知られる山崎さんが、理事長・院長を務めるサンピエール病院（群馬県高崎市）の朝礼で、勤務医が披露した話を「興味深かった」として紹介する内容になっている。要約すると次のようになる。

欧米の医療現場では隔離拘束反対の流れが強まっている。その代わりに、セキュリティーオフィサーと呼ばれる武装した警備員が、暴れる患者に積極的に対応し、手荒な拘束も行っている。患者を射殺し、罪を問われなかったケースもある。欧米では、もはや患者の暴力は治療の問題ではなく治安問題になり、さらにアウトソーシングされてミリタリゼーションになりつつある。欧米の患者はテロ実行犯と同等に扱われるようになってきている。

勤務医はこの朝礼で、前記の内容を話した後に「精神科医にも拳銃を持たせてくれ」と極端な持論を展開し、山崎さんはこの発言までも無批判に紹介した。これでは、日本の民間精神科病院を束ねるトップが、患者を銃で脅したり射殺したりすることに賛同したと受け取られかねない。山崎さんは巻頭言をこう結んだ。

「患者間傷害、患者による職員への暴力に対応するため、日本精神科病院協会では精神科医療安全士の認定制度を検討している」

精神疾患の患者による病院職員への暴力は無視できない問題だ。護身術的な技術を学ぶ看護師が増えているが、患者にけがを負わされた時の補償の問題など、社会全体で真剣に考えなければならない課題は多い。だが、精神科病院での暴力にはもう一つの側面がある。病院職員が患者に加える暴力の問題だ。患者が暴れる背景には、不適切な入院環境や治療の問題があることが多い。それなのに、追い込まれて抵抗する患者たちへの職員の暴力は半ば容認され、不適切な治療の問題と共に隠蔽されていく。

患者の暴力を問題視する一方で、職員の暴力は正当防衛だと主張しているかのようなこの巻頭言こそが、民間精神科病院の隠蔽体質そのものだと私には思える。この巻頭言は2018年6月、マスコミ報道されるなどして強い反発を受けた後、ホームページからコーナーごと削除された。

この章では、精神科医による患者への暴力問題を取り上げる。紹介するケースは病院が隠蔽し切れずに発覚したが、これは氷山の一角と考えられる。

父母の代わりに「二十数発殴った」と得意げな主治医

2015年10月20日、千葉県内の民間精神科病院（以下、S病院）で男性の精神科医（以下、I医師）が驚きの発言をした。

「お父さん、お母さんも覚悟を決めてください。悪いことばっかり想像しないで。彼女変わるかもしんないですよ。あなた方の代わりに二十数発殴ってきたの私ですからねえ。ここは最後の大仕事だと思ってやってますので、他の誰それ彼これはいい加減にしても、この子だけは必死にやってますから」

この数日前（10月14日が濃厚）、S病院に入院中の当時28歳の女性、橋本恵さん（仮名）が右の親指を骨折するけがを負った。顔は腫れて唇が切れ、肩や背中、脚にいくつものアザがあった。事態を重くみたS病院が緊急に開いた父母との会合で、主治医のI医師の口から飛び出したのが先の言葉だった。父親は「治療の一環として殴っている、とでも言いたげな物言いでした。あんな医者を信じて娘を預けた私たちも無知で愚かだった」と悔やむ。

I医師は、恵さんが他の病院で指の治療を受けた10月16日にも「お父さん、お母さんの代わりに二十数発殴った」と明かしていた。この言葉に憤った父親は20日以降、病院関係者とのやり取りをすべて録音するようになったので、I医師の20日の発言もはっきりと記録されている。

「カネを積め」と追加料金を両親に要求

この会合でI医師はこうも言った。

「とにかくあんまり期待しないように。精神科医に。医者はね、みんながみんな、なんとか先生、かんとか先生みたいに、どんな人でも最後まで助けてあげる人だと思ったら大間違いですよ。たった一つ方法があるとしたらカネを積むことしかないんですよ。僕はそういうのはもう、当然のことだと思いますよ。かなりの大枚を。それでOKと言ってくれる人は半分だと思う」

「それなりの通常の料金では無理だと思いますよって言ってんの。誰に一生懸命流し目したり、いろいろな哀れみの目を向けても無理だと思う、それは。僕はそう思う。人に何倍も迷惑かける人をお世話するんだから、それはそれなりの、皆様にどうぞこれをっていうのは当たり前だと思うよ」

「私の父も私にいろいろあって、カネを積んだりいろいろしてましたもん。私は言うこと聞かない。あの、いろいろしでかしたり、いろいろしてたし。それが当たり前だと思います、私。それで通る人と通らない人はやっぱりいました」

医療の根幹である診療報酬の仕組みを無視して、家族に追加料金を求める精神科医。保険診療を行う医師にあるまじき問題発言だが、周囲に迷惑をかけ続ける患者を引き受けて悪戦苦闘を続けているのが真実だとすれば、家族に愚痴の一つもこぼしたくなる気持ちはわかる。

だが、恵さんは本当に「人に何倍も迷惑をかける人」だったのだろうか。答えはＮＯだ。恵さんは不適切な精神医療によって追い込まれ、大迷惑を被った被害者であり、治療した側こそが加害者だった。経緯を振り返ってみよう。

うつを治せない精神科が深めた傷

恵さんは高校3年生の時、自分の手首を刃物で傷つける自傷行為を繰り返すようになった。自傷行為をしていた友達の相談にのるうちに自分自身もストレスを溜め、同様の行為を始めるようになった。共感力の強さが仇になったのかもしれない。両親には内緒で近所の精神科クリニックを受診し、気分がふさいでいることや、自傷行為のことなどを正直に伝えた。すると医師は「うつ病」と診断して抗うつ薬を処方した。以降、投薬は漫然と続き、薬の種類や量が増えていった。

自傷行為の根本原因に向き合わず、薬で誤魔化す精神医療は恵さんを救えなかった。それどころかますます追い込んだ。医師の診察はいつも1分ほどで、事前に毎回記入する問診票を見ながら「どうですか」と質問風の独り言を発し、恵さんの答えを待つまでもなく、問診票のチェック数に合わせて薬を出すだけだった。

恵さんは大学入学後もうつ傾向が続き、そこに排尿困難という抗うつ薬の副作用が加わった。講義の合間にトイレを済ませようとしても間に合わず、遅刻を重ねた。少しでも遅刻すると欠席扱いになる講義が多く、単位取得が危うくなった。それが精神的負担となって、1年の後期には通学できなくなった。

治療を受けても回復しない「自分の弱さ」に悩み、精神的にますます追い込まれた。恵さんは医療費を小遣いでは賄い切れなくなり、通院していることを両親に打ち明けた。両親は驚いたが、「しばらく休んで治療を続ければ良くなるだろう」と考えて休学させることにした。家族関係には特に問題がなく、自傷行為は高校の時の友達と離れると収まったので、以後の事態の深刻化は恵さん自身も予想していなかった。

結果的に恵さんは復学できなかった。自営業の両親は「うちでできることをすればいい」と励まし、家業の手伝いをするようになった。しかしうつ傾向は改善せず、主治医は以前にも増して薬の増減や種類の変更を頻繁に行うようになった。恵さんは、こうした不適切な投薬による体調不良に加え、精神科に長年（2012年時点で7年）通っても治らない自分自身への苛立ちや嫌悪感を強めていった。

「話をよく聞いてくれた」主治医の豹変

2012年8月、医療機関を替えた。長く治らないことを心配した父親が、地元保健所に相談して紹介された医療機関だった。それがS病院だった。父親は「I医師は最初、娘の話をよく聞いてくれて信頼できる感じでした。薬の数もそれほど多くなかった」と語る。

ところが2015年になると処方に著しい変化が表れた。薬の増減が激しくなり、抗精神病薬や抗うつ薬を急に増量したり、突然切ったりする危険な処方を繰り返すようになった。脳に影響する薬を突然大量に増やしたり、やめたりしたら、脳が変化に対応し切れず混乱状態に陥る。恵さんは口から舌を出し、体をモゾモゾさせて変な動きをするようになった。脚が常にムズムズして座っていられない状態にも陥った。向精神薬の不適切な使用で強まるアカシジアやジスキネジアだった。

しかしこの時は、恵さんも両親もそれが薬の影響だとは気づかず、「病気が悪化してしまった」と思い込んだ。I医師も他の医療スタッフも、このような副作用の説明を十分に行わなかったのだから無理もない。

突然大声を出すなど、不適切な投薬の影響とみられる感情の高ぶりが顕著になった恵さんは、2015年6月下旬から1週間ほどS病院に入院した。目に見える改善はなく、戻った自宅で自傷行為を繰り返すようになった。箸を手にして自分の腹に刺そうとするなど衝動性が増し、一時も目を離せない状態になったため、両親は再びS病院に助けを求めた。

2015年7月30日、恵さんは医療保護入院になった。S病院は8月中旬から約3週間、「(恵さんの)状態がよくない」という理由で入院の同意者である父親の面会すらも拒んだ。この間に恵さんは隔離され、オムツをはかされ、身体拘束され、薬漬けにされた。

隔離してトレーニング強要

I医師は、隔離の指示から始まる入院初日(2015年7月30日)の手書きカルテにこう記している。

「最近外来で不穏つづく。何もできない自分に腹を立て不穏になる」

いくら治療を受けても治らない。それどころか苦しい症状が積み重なっていく。恵さんが自暴自棄になるのは当然の成り行きだ。恵さんを「不穏」に追い込んだのは病気の症状というよりもむしろ、不適切な精神医療だった。それは後日、恵さんが別の病院で減薬治療を受けて劇的に回復したことからもわかる。恵さんを「何もできない自分」に追い込んだのは誰なのか。そんなことにも気づけない人物が、自信満々な態度で精神科医をしている。残念ながらそれが現実なのだ。

この入院中にI医師の暴走は激しさを増した。これまでの治療で改善しないことに焦ったのかもしれないが、新たな対応は医療行為や投薬のセオリーをことごとく逸脱していた。恵さんは隔離部屋の中で「腕立てや腹筋などを強制された」という。8月3日のカルテには、I医師の筆跡でこう記してある。

不穏つづく!!
今だ《ママ》入院つづく。
メニュ〜　　　　精神療法
（スクワット
うで立て
腹筋
足上げ
うしろ蹴り）

I医師は、カルテに毎回一言、二言の書き込みと隔離、身体拘束の記録しか残していない。身体拘束を始める8月20日までは「トレーニング」のことしか書かなかった日もある。「トレーニング（インチキながらやっている）」（8月4日）

「トレーニングは何とかこなしている（不充分すぎ）」（8月6日）
「トレーニングはしてる。早くレベルあがるように。ナムアミダブツ…／／—幻聴がきこえる↓怪しい」（8月10日）
「開放時間延びホッとして楽しんでいる様子。ひきつづきトレーニングやれ！」（8月14日）
生活環境に問題があるようには見えないのに自傷行為を繰り返すようになった恵さんを、I医師は甘ったれているとみていたようだ。優しく見守り、育ててきた両親に対して、I医師は苛立ちを募らせていた形跡もある。トレーニングは恵さんの根性を叩き直す目的で強制したのだろう。だが、ここは傷ついた心を癒すために存在する精神科であり、スパルタ教育の場ではなく、軍隊でもない。隔離や身体拘束、電気ショックや向精神薬投与などの最強ウエポンを完備し、合法的に駆使できる精神科医に心の矯正を任せたら、どんな事態になるか。想像してみて欲しい。
8月20日、I医師はトレーニングについて「やってる。短かくパッパッと」などと記した。ところがそのすぐ後に、「不穏　暴力がひどい　力強いのでおさえるのは至難」という理由と、「残念ながら努力の継続に欠ける事を言うと不穏状態に（継続は力なり・わかってもらいたい）」という説明をカルテに書き込み、身体拘束（腹部及び四肢）を開始した。この拘束は21日夜に解除されたが、24日朝、「夜間不眠でドアを頻回にたたく。様子をみていたが…。朝食になり食事をぶちまけるなど不穏あり」として再び身体拘束を開始した（26日に解除されたが、以後も「不穏」を理由に身体拘束が繰り返された）。

入れたり切ったりのジェットコースター処方

精神医療のセオリーに反する入れたり切ったりの危険な投薬も続いた。9月上旬には連日10種類を超える向精神薬を恵さんは服用させられた。9月9日、S病院から自宅に「（恵さんが）人差し指をけがしたので形成外科に連れて行って欲しい」と連絡があり、両親が駆けつけると、久しぶりに会えた恵さんの様子は目を覆いたくなるほど悪化していた。目の焦点が定まらず、首を上下に激しく振り、手足がガタガタと震え続けていた。両親が持参した水とお茶のペットボトルを渡しても、手の震えで握ることすらできなかった。当然、箸もフォークも持てないので一人で食事ができない。恵さんは「先生に薬を弱くしてと言ってもどんどん強くなる」「ふらついてうまく歩けない」と訴えた。

両親はこの時、まだI医師とS病院を信じていたので、薬の害を訴える恵さんを守り切れなかった。そして言われるがまま別の病院の形成外科に連れて行き、治療を受けさせた。右人差し指の爪が割れ、第一関節から先が赤く腫れあがっていた。幸いにも回復したが、一時は「切断になるかもしれない」と言われたほどの状態だった。けがを負った後、悪化するまで放置されたのだろう。

このけがについてS病院は「スタッフが保護室（隔離部屋）のドアを閉めようとした時、恵さんが抵抗して手をどけなかったので挟んでしまった」と説明した。両親は「病院のミスではないのか」と思ったが、口にできなかった。病状の悪化が止まらない大変な娘を世話してもらっている、という負い目を感じていたためだった。

これに先立つ8月29日、定期的な薬事指導のため恵さんと面会したS病院のM薬剤師は、カルテにはっきりと「過鎮静」と書いた。薬が多量で鎮静が効き過ぎていると判断したのだ。「嚥下《えんげ》機能低下、パン食→全粥でみている」との記載もある。20代の若い女性であるにもかかわらず、多剤大量処方によって病弱な高齢者のように嚥下機能が低下し、パン食では窒息などのリスクが高まるためお粥に変更したのだ。もはや薬の使い過ぎは明白だった。

しかしM薬剤師はこの時点で、I医師に処方の再考を求めた形跡はない。「過鎮静に対し減薬望ましいが症状落ちつかない為、転倒、嚥下に注意しながら薬剤続けて頂く」とカルテに書き込み、追認した。精神科では、各患者の状態を医療スタッフが情報共有し、よりよい診療のため意見を交わし合う仕組みが十分に根付いておらず、主治医の暴走を止められないケースが目立つ。

I医師の暴走は続き、9月13日には薬が計15種類に達した。さすがに多過ぎると判断したのか翌14日に減薬を試みるが、やり方が極端だった。この日、カルバマゼピン錠（抗てんかん薬・抗躁作用）、サインバルタカプセル（抗うつ薬）、トピナ錠（抗てんかん薬）、ニューレプチル錠（抗精神病薬）、ランドセン錠（抗てんかん薬・抗不安作用）、リスパダール内用液（抗精神病薬）、レキソタン錠（抗不安薬）など8種類をいきなりゼロにした。

恵さんは激しい苦痛を味わったに違いない。だがI医師のカルテは相変わらず「大きな変化なし」「カクリ中」などの一言で終わり、恵さんの苦しみは「内服少なくなり不安訴え」（9月15日）と書き留めただけだった。そしてリントン（抗精神病薬）の筋肉注射剤やジプレキサザイディス錠（抗精神病薬）などを再び追加し始め、9月22日のカルテには「結局のところ、抗精神薬《ママ》が必要なのではないかと考える。ゆっくり眠らせる要あり」と書いた。念のため強調しておくが、恵さんの診断名はS病院でも「うつ病」であり、多量の抗精神病薬投与が避けられない場合もある重症の統合失調症ではない。

薬剤師の指摘も無視してさらに暴走

翌23日、薬事指導で恵さんと再び面会したM薬剤師は意を決したのか、カルテにこう記した。

「ボケーとしてしまう。自傷行為ダメというのはわかる。自傷行為は反抗。薬剤減量後、説明も少しは理解できる。薬剤多量に使用した際も自傷行為は治まらなかった。薬剤減量後、『ダメ』な事に対しスタッフの制止の声がわかる時もある。自分で自傷行為を制止できるように、薬剤が多剤大量投与にならないよう気をつけるべきと考える」

しかし、このような警告もI医師はどこ吹く風で、9月27日から10月5日にかけてレボトミン（抗精神病薬）の筋肉注射を追加した。この間、10種類の内服薬に加え、抗精神病薬の筋肉注射を毎日2種類（もう一つはリントン）打ち続けた。副作用止めのヒベルナを加えると筋肉注射は一日3種類になった。加えて9月24日から10月14日まで身体拘束を行った。

I医師が「二十数発殴った」とみられる10月14日の午後は、身体拘束は一時的に解除されていた（15日夜に再び拘束）。看護師が定期的に記した「経過記録」には、14日午後に次のような記載がある。

「17：20　隔離観察中。DrIとつかみ合いながら話をしている。DrIの名札、白衣をやぶり飛び出そうとする行動もみられる」

「18：00　DrIより口腔内に出血みられる為、確認するよう指示あり。口腔内、歯周部分より少量出血あり。うがいをし、しばらくすると止血する」

I医師はこの日、カルテにこう記している。

「本当に残りあと1ヵ月となった。かなり大胆な事も考えなくては。彼女の〝本当のつらさ〟を彼女の口からしゃべらせたい。ゆっくり」

I医師はS病院で副院長を務めていたが、11月半ばに辞めることが決まっていた。恵さんの父親は「ここにいても院長になれないので他に移り、いずれはクリニックを開いて人を使う立場でカネを稼ぐと言っていました」と証言する。残りわずかな期間で恵さんを快方に向かわせたいという思いが善意だとしても、「大胆な事」は根拠に基づく医療でなければならない。

1種類(単剤)の使用が大原則の抗精神病薬などを3種類、4種類と重ねる処方は著しく不適切であり、効果があるというエビデンスはない。厚生労働省は現在、抗精神病薬、抗うつ薬、抗不安薬、睡眠薬の使用を各2種類までに留めるように診療報酬上の縛りをかけている。3種類以上出すと診療報酬が大幅減額される。2種類の使用を認めているのは、薬を変更する際に一時的に2種類になることがあるためで、単剤が大原則であることは言うまでもない。

多剤大量処方を好む精神科医は、多量の薬で患者を過鎮静状態に追い込み、生気がなくなった様子を「効果」と称しているに過ぎない。意図的な過鎮静は患者虐待と呼ぶべき卑劣な行為だ。加えて、患者の顔面などを殴る鉄拳制裁はどんな理屈をつけても医療ではなく、犯罪行為である。

10月14日夜、I医師はカルテに次のように追記した。

「夜あばれ出す。とりおさえながらついに気持ちを吐き出す(これは2人の秘密とする)。気持ちはいたい程わかった。何とかしてあげたいと心から思った」

恵さんはなぜ暴れたり、隔離部屋から飛び出そうとしたりしたのだろうか。「いつも殴られていたので怖くて、逃れたいと思って必死でした」。精神科の治療で最も大事なのは、医師と患者の信頼関係だ。患者に恐怖しか与えない医師に患者の心は治せない。

I医師は恵さんの気持ちを「いたい程わかった」と言いつつも、翌15日、腹部と四肢を縛りあげる身体拘束を再び行った。そして夕刻、恵さんの実家に自ら電話をかけて父親にこう伝えた。「恵さんが指をけがしました。親指を骨折しています。医者に連れて行ってください」。驚いた父親が「今から行きます」と言うと、I医師は「明日で大丈夫。死ぬようなことはないので、明日で大丈夫」と答えた。

指が折れ顔は傷だらけの娘と対面

翌朝、両親は自家用車でS病院に駆けつけた。恵さんはうつ向いたままで、髪に隠れて表情はよく見えなかった。骨折した右親指には包帯も巻かれていなかった。I医師が指定した整形外科に向かうため恵さんを車に乗せると、I医師が「僕もついて行きます」と言って同乗してきた。9月に人差し指のけがで形成外科を受診した時は、I医師にS病院スタッフの付き添いを求めても「そんなに暇じゃない」とはねつけられた。態度の急変に両親は驚き、「何かおかしい」と胸騒ぎを覚えた。

整形外科で診察の順番が回ってくると、I医師は「まず僕が説明します」と言って一人で診察室に入った。I医師の姿が見えなくなると、うつ向いたままの恵さんが小声で話し始めた。

「I先生にマインドコントロールされている。めちゃくちゃ殴られた」

驚いた両親が恵さんに近づき、顔を覗き込むと、両目周辺の皮膚が赤く腫れ、下唇の左側が切れていた。「肩や背中も痛い」と言うので、恵さんに服をめくってもらい確認すると、青や赤の大きなアザがいくつもあった。

数分後、診察室から出てきたI医師は両親の動揺に気づいたのか、恵さんに近づいてこう話しかけた。「この間のようなことはもうしないからね」。続いて両親のほうを向き、こう言った。「お父さん、お母さんの代わりに二十数発殴っておきました」

「この野郎、絶対に許さない」。父親はI医師を張り倒したい衝動を必死にこらえた。その晩、両親は寝ずに話し合い、警察への通報を決意した。一夜明けた17日、両親の心中を察したかのようにS病院から連絡があり、20日の会合が設定された。院長も出席すると父親は聞いていたが現れず、病院側はI医師と精神保健福祉士の2人が対応した。そこで再び飛び出したのが、最初に紹介したI医師の衝撃発言だった。

I医師はこの会合中に、恵さんをできるだけ早く退院させると言い出した。不信感を強める両親に揺さぶりをかける目的だったのかもしれない。入院で症状がますます悪化した恵さんを家に戻したら、目を離した隙に本当に自殺してしまうかもしれない。両親はそれを恐れていた。I医師はそんな両親の心を弄ぶかのような発言を続けた。

「刃物なんか出しといてください。もう、何でもいいから。そんなことじゃない。愛があればいいんです、すべては。キリスト様は平気で立ち向かったんですよ。人間なんです、あれだって。神様だとは言うけど。ローマ人に対して。ちょっと見習ってくださいよ。私はこう見えて宗教にはうるさいんですよ。私は宗教がかった人間なんです、はっきり言って。言わないだけで。立ち向かってください」

「愛なんだよ愛。最後は愛なんだよ。ジョン・レノンも言ってるけど、愛なんだよ。わかった？」

両親が帰った後、I医師は恵さんの薬を全部切ると言い出した。S病院の医療スタッフも、さすがにこの方針には肝を潰した。恵さんの体はもうボロボロだった。血液検査や心電図の結果にそれは表れていた。これ以上、めちゃくちゃな断薬や増薬を繰り返したら恵さんは死ぬかもしれない。21日、看護師長、薬剤師、精神保健福祉士の3人が両親を病院に呼び、状況を説明した。

「Iのほうからお薬を全部、今度切るってお話になっているんです。今現在。で、えっと、ちょっとまあ、あの、I以外の薬剤師だったり看護師だったりもいるんですけど、その見解としてはちょっとやっぱり、あの、やっぱり今までたくさんお薬飲まれているので、それを一気にゼロにするっていうのは、やっぱり体への負担てのはかなりかかっちゃうんですね」「で、今まであの、恵さんの結構、頻脈、あの、脈が速かったり、そういうのも結構ずっと続いているので、まあ、なおさらちょっと危険性があるというところで、それをもしほんとにやるのであれば、やっぱりちゃんとその辺の危険性の部分もご家族さまにちゃんと説明をしなくてはいけないということで」

I医師は家族への説明もなしに、医師の裁量権を盾に狂気に満ちた断薬を敢行しようとしていた。父親が「あの今、I先生ちょっとおかしいんじゃないかと僕思うんですよ」と言うと、精神保健福祉士は「うん。ええ、ええ、ええ」と相槌を打ち、看護師長が主治医の変更を勧めた。

警察動くも受け入れ病院なし

両親は同意し、主治医が替わることになった。10月23日、両親が警察署に出向いて一連の録音を聞かせると、刑事たちの顔色が変わった。「娘さんの安全確保が第一です。嘘をついてもいいのですぐに病院から連れ出してください」。父親は23日夜、「祖母が危篤になった」と偽って一時外泊を申請し、恵さんを連れ出した。恵さんは暴力を受けたショックなどで不安定な精神状態が続き、この直前まで身体拘束をされていた。自傷行為の恐れがあるため家には連れ帰れず、家族3人は警察署内のソファーのある相談室で一夜を明かすことになった。

この日、刑事課や生活安全課では、恵さんの転院先を確保するため、署員が関係先に電話をかけ続けた。しかし、頼みの綱の地元保健所は午後5時を過ぎると電話がつながらなくなった。刑事たちは千葉県精神科医療センター（千葉市美浜区）に電話をかけて対応を求めた。第3章でも登場したこの医療センターは、日本初の精神科救急専門病院として1985年に開設された。千葉県内の精神科救急情報を集約する24時間対応の「精神科救急情報センター」があり、重症患者の受け入れやケースに応じた病院紹介などを行っている。しかし、恵さんのケースでは医療センターは杓子定規な対応に終始し、刑事たちは苛立ちを募らせた。警察と医療センターとの電話のやり取りを医療センター側が書き留めた記録の一部を紹介する。

10月23日　19時23分～20時9分（この間の記録から一部抜粋）

警察官F「病院紹介してもらえるか？　本人、今落ちついている。家族も警察としてもこれ以上、S病院でやりとりはさけたい」

センター「本人が落ち着いていて、日中まで待てるようであれば救急にあたらないので診察自体が難しい。また、診察の結果、外来で終わる場合もある」

警察官F　「入院につなぐよい方法はないか?」

センター　「一般的に転院の調整は病院間でやりとりする方法が多い。家族が独自に病院探して相談する場合もあるが、相談は日中での受付になり、場合によっては紹介状必要になることもある」

警察官F　「N保健所から聞いた携帯に電話したがつながらない。I保健所の携帯教えてほしい。自分は以前、千葉中央署にいた。こういったケースはなかったが、何かあると千葉市保健所は直接来てくれたのに。N保健所は17時15分過ぎたら対応できないと言う」

センター　「こちらもI保健所の番号きいていないのでわかりません」

警察官N　「他の者から聞いたが、出来ない出来ないしか言わないとはどういうことだ。出来る方法教えてもらいたい。本人は以前、自宅で洗剤をのもうとした。このまま家に戻して何かあったらそちらが責任とるのか」

センター　「何か危険性があるのであれば、警察で保護してもらい、明日の日中にS病院に再度相談してみては」

警察官N　「こちらで保護出来ない。今夜のS病院の当直はIドクターなんですよ。話出来る訳ないでしょ!　出来ない説明はいらない。出来ることを話してくれとさっきから話してるでしょ!　お宅が責任とってくれるということか」

センター「（当直医と相談後）本人は今、外泊中のためS病院と治療契約を結んでいるので、何かあった場合等はS病院の責任となる。また、S病院の管理体制の話にもなるので、明日の日中に相談を」

警察官N「そんな事は聞いていない。それはあなたの判断か。あんた名前は」

センター「当直医と他の相談員と話し合った上での回答です」

警察官N「あんたじゃ話にならない。上の者に代わってほしい。誰でもかまわないので他の人に代わってもらえますか」

以後、センターは別の相談員が対応したが、同様の問答が繰り返されただけだった。

転院するには一時外泊ではなく、S病院からの退院が必要とわかったので、24日朝、父親がS病院に電話をして退院させる意思を伝えた。恵さんはこの日午前、両親と警察官3人に伴われて、親指の骨折で受診した整形外科を再び受診した。暴力を受けた証拠になる診断書を得るためで、体のけがを見せた。医師は両脚の脛の部分と腰にアザを確認し、カルテに「殴られた？　わずかに内出血のあとあり。消えかかっている」などと記した。殴られて間もない時にあった顔の腫れや唇の傷は、受傷から10日が経ち治っていたので記載されなかった。

恵さんは、自分を守ろうとしてくれる両親や警察官に迷惑をかけないように、不安をこらえていた。叫び出したい衝動を必死に抑えていた。この日午後、恵さんと両親、そして警察官3人が千葉県精神科医療センターを直接訪問した。だれもが藁にもすがる思いだった。

千葉県精神科医療センターも入院させず捜査中止

しかし、センターの担当医は「入院適応なし」と判断した。恵さんの状態を担当医は「意識清明、疎通性良好、気分正常、意志発動正常、衝動制御良好、自我障害なし、知覚障害なし、思考障害なし、記憶障害なし、知能障害なし」とカルテに記した。治療方針の欄には「かかりつけ戻し。診察時おちついており、本人、自傷しないと約束できたため自宅へ帰すこととした」と書いた。周囲に迷惑をかけまいと必死に平静を装う恵さんを前に、切迫感を何も感じ取れなかったのならば、この担当医の目は節穴だと言わざるを得ない。

担当医は一体、何を見ていたのだろうか。主治医の暴力をでっち上げた嘘つき女性患者に両親や警察が振り回されているだけだとでも思ったのだろうか。担当医はこの日、S病院の医師（名前は明かさなかったが、土曜日のこの日、S病院にいたのはI医師）に恵さんの病状について問い合わせをしたという。その際に「入院の必要はない」と伝えられたという。担当医の判断にはこれが大きく影響したとみられるが、S病院の医師（おそらくI医師）の意見は、状況とあまりにも矛盾している。入院の必要がない女性を、なぜI医師は長期入院させ、前日の23日に「身内の不幸」で一時外泊を許可するまで、身体拘束を続けていたのか。もはや常識では理解できない。

両親は約1週間、ほとんど眠っていなかった。体力の限界はとうに超えていた。恵さんを家に連れ帰っても、24時間見守り続けることはできない。ウトウトした隙に恵さんが自殺してしまうのではないか。そう考えると恐ろしくて、「帰宅」という手段は選べなかった。「病院が見つかるまで娘を守っていただけませんか」。父親は警察官に何度も頭を下げた。しかし、警察にも24時間体制で恵さんを保護し続ける余裕はなく、願いはかなわなかった。残る手段はただ一つ。S病院への再入院だった。

S病院は再入院の条件として「被害の訴えを取り下げる」ことを要求した。両親は応じざるを得ず、警察の捜査はストップした。丸1日ぶりにS病院に戻る車中で恵さんは泣き続けた。「いやだ。戻りたくない。もう自傷行為なんて絶対にしないから、戻さないで!!」

父親も運転しながら泣いていた。「お父さんも悔しい。でも恵、自傷行為なんかしないと約束しても、家に帰ったらやってしまうだろう。これまでもそうだった。Iは来月半ばに辞める。それまでの間も担当医を替えてIには指一本触れさせない。できるだけ早く他の病院を見つけるから、許してくれ」

もしこの日、受け入れ病院が見つかっていたら、警察はI医師とS病院に対して迅速な捜査を展開しただろう。だが、千葉県精神科医療センターなどの杓子定規な薄情対応により、流れは大きく変わった。

転院後に劇的回復

Ｉ医師は予定通り、11月半ばにＳ病院を辞めた。両親は、短時間ではあるが毎日の面会が許可された。しかし、主治医が替わっても多剤大量処方はすぐには変わらず、身体拘束も繰り返された。面会のたびに、首がうなだれて言葉が出ず、目はうつろで手を小刻みに震わす恵さんの姿を両親は直視しなければならなかった。転院先も見つからぬまま、月日が流れていった。２０１６年に入ると、新たな主治医が減薬を試みたが、急ぎ過ぎたためか恵さんの状態は安定しなかった。

「このままでは恵は取り返しのつかないことになる」。両親は２０１６年春、講演会で出会った総合病院（以下、Ｎ病院）のベテラン精神科医に相談した。事情を知った精神科医は驚き、ベッドが空き次第、受け入れると約束した。２０１６年８月、恵さんは千葉県北部にあるＮ病院に転院した。

この入院は両親にとっても驚きの連続だった。まず、精神科医が治療方針や薬の副作用について詳しく説明してくれた。恵さんは本来、薬をほとんど必要としない状態であり、時間をかけて安全に減薬していく方針が伝えられた。不適切な医療を受け続けて不安定な状態が続いていたので、しばらくは恵さん自身の安全のため隔離室を使った。身体拘束が行われることもあったが、医師や看護師の適切なサポートで恵さんの状態は日に日に改善していった。面会は日中、十分な時間行うことができ、主治医や担当の看護師が日々の変化を詳しく説明した。身体拘束中も面会はでき、恵さんが話しやすいように腕の拘束を外すなど、スタッフの配慮が常にあった。

N病院は恵さんに対して特別な対応を行ったわけではない。しかし、精神疾患の患者をバカにせず、家族の面会は不当に拒まないなど、当たり前の対応ができる精神科はそれほど多くない。患者中心の当たり前の医療を提供できる精神科に辿り着けず、苦悩する患者、家族は多い。恵さんと両親はそれまで、S病院で当然のように虐げられてきたので、N病院で受ける普通の医療は異次元世界の出来事のように感じられた。

語り始めた様々な被害

転院後間もなく、父親は警察に改めて被害届を出した。N病院で安心感を得た恵さんは、減薬の効果もあって落ち着きと記憶を取り戻し、２０１７年１月、病室で４時間に及ぶ警察の事情聴取を受けた。I医師に殴られたり蹴られたりしたのは少なくとも４回あることや、殴られた時に周囲にいた看護師らスタッフの名前を伝えた。I医師の暴力を一方的にあげつらったのではなく、暴力が発生した経緯を自分の行動などを含めて冷静に話した。

経過記録にある2015年10月14日のもみ合いは、I医師の姿を見て恐怖と絶望に駆られ、I医師が所持していたペンを奪って自分の体に刺そうとしたために起こったという。「体を刺してけがをすればこの病院から出られると思った」。恵さんはこの時、I医師に顔面や体を何度も、激しく殴られたと証言する。I医師が明かした「二十数発殴った」の部分と考えられる。

自傷行為を止めるための行動だったとしても、若い女性の顔面などを二十数発殴る行為は常軌を逸している。さらにこの日以外にも、筋力トレーニングなどを強制するI医師の言うことを聞かないと、げんこつで殴られたり、プロレス技をかけられたりしたこともあったという。隔離部屋に入って来たI医師を見て恵さんが激しく混乱したのは、I医師から受け続けた暴力のトラウマ反応だったのかもしれない。別の日には看護師にも「背負い投げをされた」という。

右親指の骨折も10月14日のもみ合いの中で生じた可能性が高い。だが両親は「二十数発殴った」というI医師の証言と、これに符合する顔や体のけがにばかり目が向き、約1年後に改めて提出した被害届には親指の骨折のことは書かなかった。そのため警察は、恵さんの事情聴取で親指の骨折については質問しなかった。

恵さんはI医師から精神的な暴力も受けたという。幻聴や妄想を抑える抗精神病薬を多量

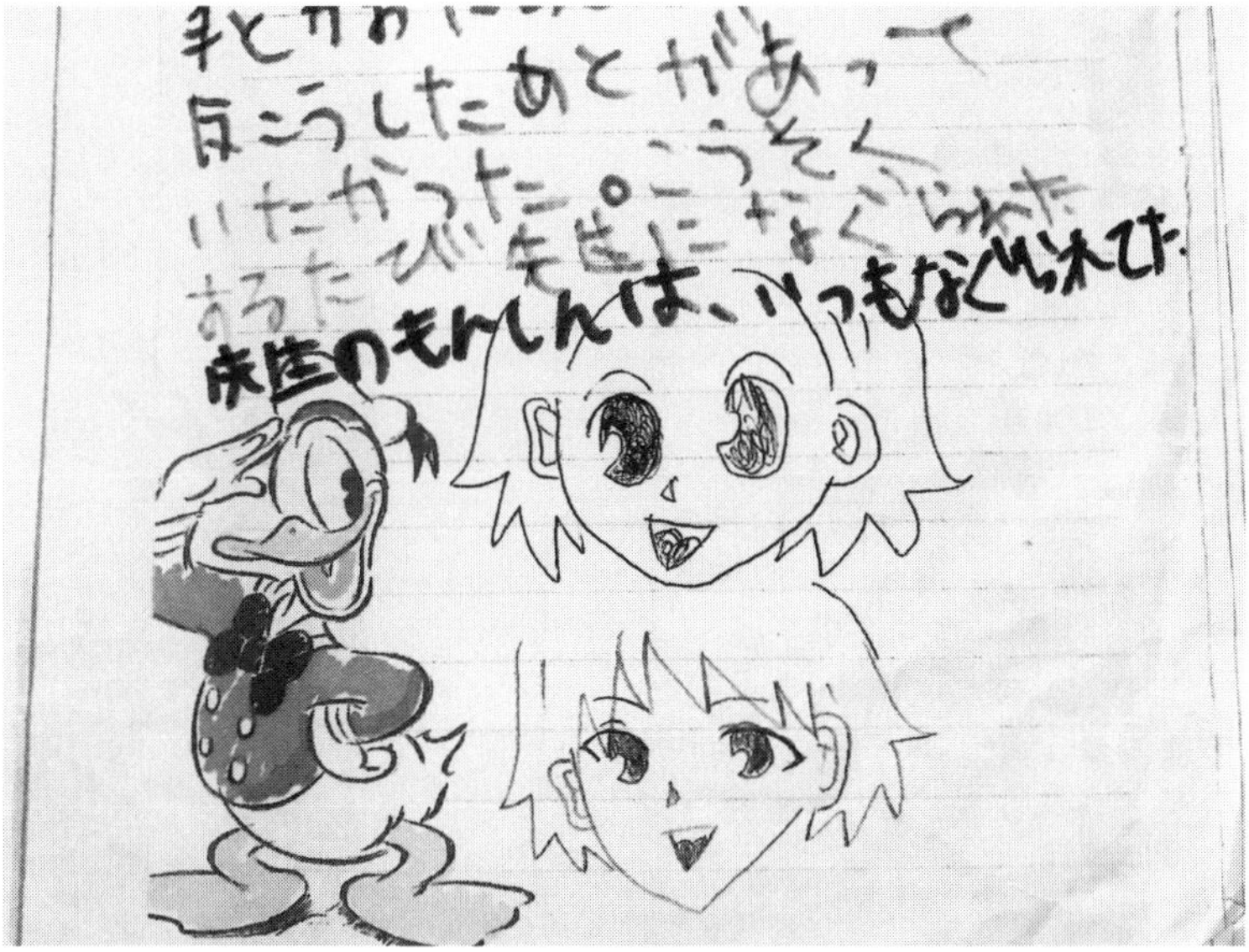

N病院での入院中に書いたメモ。「こうそくするたび先生になぐられた」「先生のもんしんは、いつもなぐられてた」。N病院で薬を減らすと、S病院での恐怖体験がまざまざと蘇ってきた。心的外傷が順調な回復を妨げた

に服用する患者は、副作用で激しい喉の渇きに見舞われる。水を飲み始めると止まらなくなり、血中のナトリウム濃度（塩分濃度）が低下する低ナトリウム血症が進んで死亡する恐れがある。このような状態を「水中毒」といい、患者の水分摂取は制限される。

　恵さんも入院中に摂取制限を受けた。水を飲みたくてたまらず、I医師に泣きついたことがある。すると「オシッコでも飲め」と言われ、仕方なく自分の尿を飲んだ。水中毒から守るための水分制限とはいえ、I医師の対応には人権意識の欠片《かけら》も感

じられない。患者をいたぶり、さらにストレスを与えて悪化させ、楽しんでいるようにしか思えない。

恵さんは以前から絵が得意だった。友人や知人の似顔絵を描いてプレゼントすると、すごく喜ばれた。ところがS病院に入院して薬漬けになってからは、幼児のような絵や文字しか書けなくなった。過鎮静や手の震えなどの副作用の影響だった。そんな恵さんを、I医師は「うつ病」に加えて「軽度知的障害」と診断し、千葉県精神科医療センターなどに伝えていた。両親が後に開示請求した複数の医療機関の資料から、その事実が判明した。I医師は不適切な処方の影響を隠すため、恵さんを知的障害ということにしたのだろうか。恵さんに知的障害はない。

N病院で減薬が進むと、恵さんは顔つきや動作だけでなく、絵や文章も生気を取り戻した。薬は退院時、念のため少量の抗不安薬と睡眠薬を残したが、それも近いうちにゼロにする予定だった。だが、S病院で受けた様々な虐待のツケは大きく、心に深手を負った恵さんは新たな精神疾患に蝕まれることになった。それは後述する。

暴行容疑の書類送検は不起訴に

2017年、警察はI医師を暴行容疑で書類送検した。傷害容疑ではなく暴行容疑となったのは、先に述べたように親指の骨折を被害に含めなかったためだろう。ところが後日、恵さんは「もみ合っている最中にI医師に親指をつかまれてねじられた」と父親に明かした。薬を減らして回復が進む中で、蘇ってきた記憶の一つだった。

この証言がもっと早く得られていたとしても、I医師が指を故意にねじり上げて折ったと証明するのは難しかったに違いない。だが、I医師の行動には不可解な点がある。2015年10月16日に、恵さんが親指の治療で受診した整形外科のカルテの上段には「ドアに右親指はさんだ」と手書きで記されている。ところが恵さんも両親も、そんなことは医師に伝えていない。父親は「私たちは原因を知らないし、恵は診察にも同席したI医師を恐れたのか、何も言わなかった。私たちの前に、なぜか一人で診察室に入ったI医師が勝手に伝えたとしか考えられません」と語る。ドアに指を激しく挟んだのならば、人差し指のけがの時のように皮膚や爪に目立つ傷があるはずだ。しかし、骨折した右親指には「そのような傷はなかった」と父親は断言する。

2017年7月、I医師は不起訴になった。恵さんの弁護士はその理由について「暴行の認定ができなかったと検察から説明を受けた」と話す。恵さんがけがの診断を受けたのは殴られた10日後で、顔のけがはすでに治っていた。直後に出した被害届を両親がすぐに取り下げたことや、被害を受けたS病院に戻ったことも不起訴の判断に影響したのかもしれない。両親は民事訴訟を検討している。

2018年1月、恵さんはN病院を退院した。「医原病」からの回復には1年半もの入院治療を要し、本来は不必要な多額の医療費が費やされた。I医師とS病院による不適切な医療のツケを、両親と社会が払わされた形だ。

I医師はなぜ暴走したのか。S病院の元職員は語る。「患者さんと親身に向き合う姿勢が強く出ていた医師で、熱血漢な感じでした。そのためI医師を慕う患者さんもいました。でも暴れたりする人には厳しく、暴力で反撃することがありました。それがI医師なりの患者さんとの平等な付き合い方だったのかもしれません。そのため暴れる患者さんをI医師が診る時は、患者さんを抑えるスタッフに加えて、I医師を抑えるスタッフも必要になりました」

殴られたら殴り返す。それで患者にも殴られる痛みをわからせようとしたのかもしれないが、自らの不適切な治療で患者を追い込んだことは棚に上げて繰り出す熱血パンチは、虫が良過ぎる。

I医師は2017年にクリニックを開業した。ところが直撃取材を予定していた矢先の2018年6月、「体調不良」を理由に突如閉院した。急病や事故で入院したのならば、しばらくは「休診」とするはずだが、なぜいきなり閉院したのだろうか。

通院していた患者たちは何の前触れもなく放り出された。別の医療機関への紹介状すら得られず、服薬中断の危機に見舞われ、相談が殺到した地元保健所は昼夜対応に追われた。

恵さんに生じた新たな病

恵さんの退院時、N病院の主治医は「薬はもういらない」と見ていた。念のため少量の薬を残したが、これも遠からずやめる方針だった。本来の明るさを取り戻した恵さんは自傷行為をやめ、趣味のイラスト作成を再開したり、友達と外出したりするようになった。「もう大丈夫だ」と両親は思った。

恵さんと両親は、これまでの経験を前向きに生かしたいと考えて、地元の家族会を通じて不適切な精神医療に苦しむ人たちのサポート活動を始めた。ところが、恵さんは被害者の話を聞くうちに心が揺らぎ始めた。S病院での数々の恐怖体験が蘇ってきたのだ。トラウマはまだ癒えていなかった。

複数のペットボトルに水を満タンに入れて常に持ち歩くようになり、言い知れぬ恐怖や不安に襲われるたびに一気に飲み干した。2018年4月、N病院を受診した時には血中のナトリウム濃度が著しく低下し、危険な状態だった。即入院になった。

恵さんはS病院での入院時、のどの渇きが著しいストレスだった。この経験は「ストレスを受ける⇒水を飲みまくる⇒ストレス解消」という不健康な欲求を恵さんに植え付け、「水依存」とも言える状態を生じさせた。そのため水中毒を招く原因となる抗精神病薬を服用していないのに、水中毒に陥ってしまったのだ。

N病院の診断は、前回入院時の「うつ病」から「解離性障害」に変更された。記憶の一部を思い出せなくなったり、自分が自分でないように感じたりするこの障害は、過度のストレスが大きな原因の一つとされている。恵さんの場合、S病院で受けたストレスやトラウマが原因と考えるのが自然だろう。

緊急入院して水中毒の危機を脱すると、恵さんの心身は急速に回復していった。トラウマの克服には時間が必要で、これから先も何度かの揺り戻しがあるかもしれない。それでも、やっと出会えた適切な医療と周囲のサポートによって、恵さんは自分の人生を取り戻していけるだろう。

「大変な経験をしましたが、医師や病院を恨むだけでは前に進めません。これも社会の裏表を知る機会だったと受け止めて、次につなげたいと思います。資格を取って、弱い立場の人を助ける仕事をしたい」

だがこのような問題は、被害者のハッピーエンドを願って綺麗に完結、というわけにはいかない。患者や家族の人生を著しく破壊しておきながら、日本社会の人権意識の低さをいいことに、罪深き精神科医と精神科病院がいつも逃げおおせてしまう。これでは再発を防げない。

第7章

薬のインチキ臨床研究を患者が暴いた

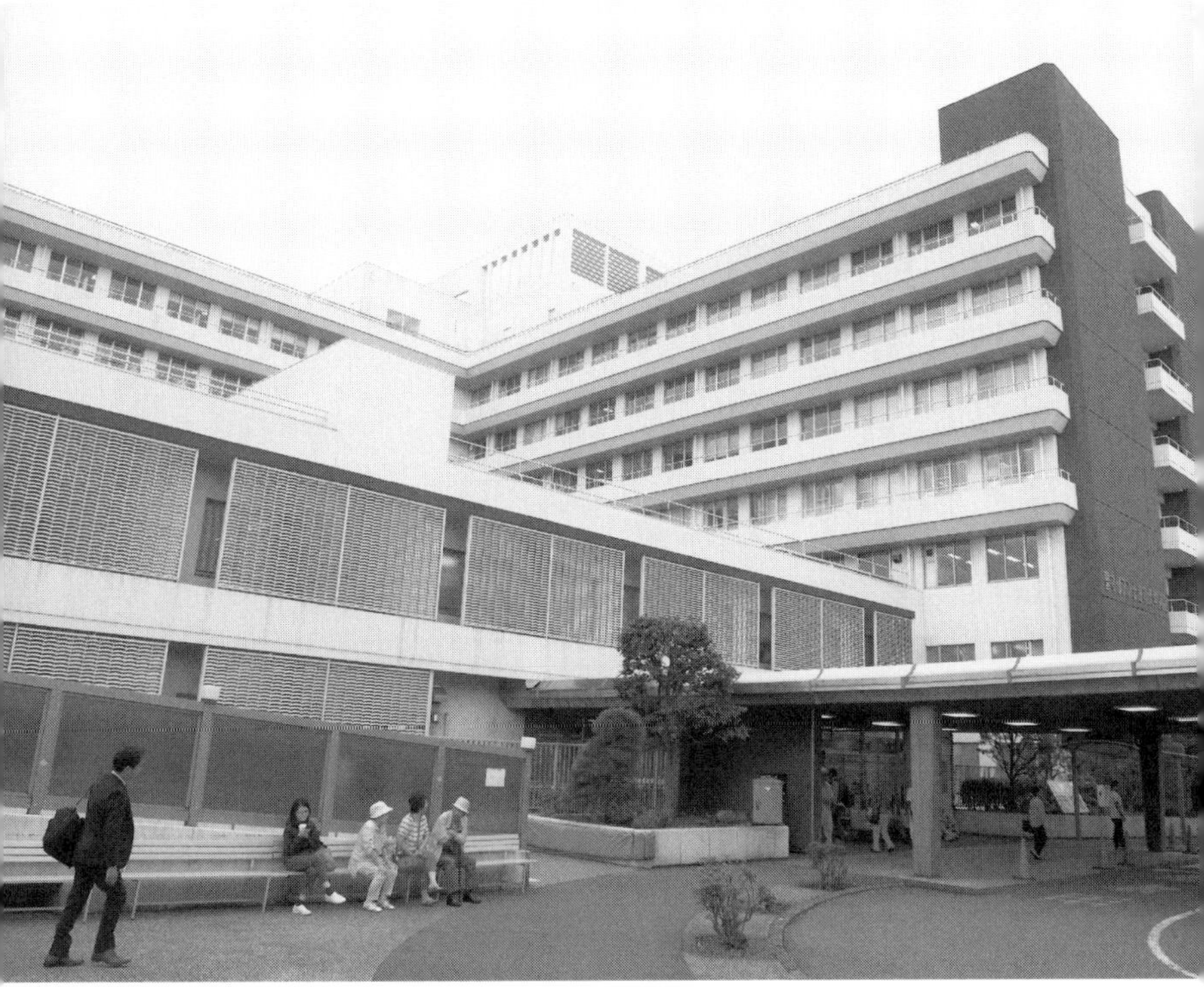

精神科医によるやりたい放題の臨床研究不正が次々と発覚した聖マリアンナ医科大学病院（川崎市宮前区）

2015年4月15日の夜、神奈川県に暮らす30代の女性、中村佳奈さん（仮名）は、家事の最中に何気なくつけていたテレビのニュース番組に目を留めた。見覚えのある病院が画面に映ったのだ。3年前まで約2年間通院した川崎市の聖マリアンナ医科大学病院だった。

NHKと民放各社が一斉に報じたそのニュースは、この大学病院の神経精神科の医師たちが、強制入院や隔離・身体拘束の必要性を判断する「精神保健指定医」の資格を不正に取得したことが発覚し、厚生労働省が指定取り消しを決めたという内容だった。他の医師が診察した患者の記録をコピーし、自分が診たことにして国の審査を受けるなど極めて悪質な組織的不正だった。最終的な指定取り消し数は、不正に申請した医師11人と、彼らを指導した医師（指導医）12人の計23人に及んだ。

中村さんはニュースに衝撃を受けた。顔見知りの医師たちが不正に手を染めたとはいえ、自分が受けた診療と直接の関係がなければ「ビックリした」くらいの感想で終わったかもしれない。だがこの時、中村さんの心は激しくざわつき、不安がこみ上げてきた。

「私が協力した薬の臨床研究は適切に行われたのだろうか。もしかして私の認知機能検査などのデータもあらぬ方向に悪用されたのではないか」

直感的に湧き上がった疑問は、杞憂ではなかった。そしてここから、医師と大学病院を向こうに回し、治療薬の臨床研究不正を元患者が暴く前代未聞の追及劇が始まった。

追及に焦った医師と病院が「原本は破棄した」と虚言

2015年7月1日、中村さんは病院に電話をかけた。元主治医だった准教授（当時）も、指導医としての責任を問われて指定取り消しになったとニュースの続報で知り、不安をこらえ切れなくなったのだ。

「精神保健指定医の不正取得問題で、もう信用できなくなりました。悪用されたくないので、私が協力した臨床研究のデータの中から、私に関する部分をすべて削除してください」

人を対象とした治療薬などの臨床研究には、協力した患者の人権や安全を守るために国が定めた研究倫理指針がある。この研究が行われた当時の倫理指針には次のように明記されていた。

「当該研究に係る個人情報の取扱いに関する被験者等からの苦情・問い合わせの適切かつ迅速な対応に努めなければならない」（2008年7月31日全部改正の「臨床研究に関する倫理指針」）

中村さんは翌8月にかけて、電話や面会で病院とやり取りを重ねた。対応した大学病院医療安全管理室の職員は、被験者の当然の権利として電子データ削除を求める中村さんをクレーマーのように扱い、「攻撃的な態度を取るなら対応を考えさせていただきます」と逆切れした。不信感をますます強めた中村さんは、臨床研究のために繰り返し受けた認知機能検査などの原本閲覧も求めた。すると8月24日、病院から驚くべき回答があった。

「(中村さんの)ご意向に沿って原本はすべてシュレッダーで破棄しました」

1ヵ月で治るストレス反応だったはずなのに……

この回答は全くの虚言だったことが後に判明するのだが、その前に、中村さんが神経精神科を受診し、統合失調症と診断されて抗精神病薬の臨床研究に協力した経緯について触れておきたい。そもそもの診断からして疑わしいことがおわかりいただけるだろう。

中村さんは大学卒業後、得意の英語を生かす仕事に就き、2009年には専門知識を磨くため海外の有名大学に留学した。ところがその環境が合わず、人種差別的な扱いを受けてストレスを募らせ、半年で帰国した。実家に戻り差別の苦痛からは解放されたものの、挫折した悔しさと脱力感に見舞われ、軽いうつ状態に陥った。やりきれなさを抱えたまま再び日本で働き始めたが、連日の激務で心身をすり減らし、2010年9月頃からおかしなことを言い始めた。

「周りからいつも見られている感じがある」

「電車の中でも人に見られている気がする」

「自分の考えがなぜか周りに知られている」

どれも妄想的な訴えではあるが、理解できないほど突飛ではない。これは、突飛な妄想や幻聴を主とする統合失調症の症状ではなく、過度のストレスで生じた一時的な心の混乱（反応）の可能性がある。その場合、ストレスが減れば症状は自然に収まる。だからこそ、統合失調症の診断基準（DSM－5）は、症状の出現から診断までに少なくとも6ヵ月の猶予期間を設けている。

中村さんはこの年の10月23日、聖マリアンナ医科大学病院の神経精神科を受診した。初診時の医師は「短期精神病性障害の疑い」と診断した。この障害は、感受性の強い人がストレスにさらされた時に生じることが知られ、妄想など統合失調症と似た症状が表れるが、1ヵ月以内に回復する。中村さんは9月にこの障害を患い、すでに回復過程にあると医師は判断したのだろう。

ところが6日後の再診で診察した准教授は、中村さんを統合失調症と診断した。9月に症状が表れたのならば、この時点で約1ヵ月しか経過しておらず、確定的な診断はできないはずだ。だが、海外からの帰国時にストレスや挫折感から軽いうつ状態になったことを、じつは統合失調症の前駆症状（発症前に表れる前兆的な症状）だったと強引に解釈すれば、関連症状の出現から半年以上が経過していることになり、診断基準をクリアできる。

准教授が何を根拠に統合失調症と診断したのかは定かでないが、確定診断に生かせる正確な検査法がない精神科では、精神科医の拡大解釈やこじつけがまかり通ってしまう。そして統合失調症と診断されると、「一生治らないので薬を飲み続けてください」「薬をやめると悪くなる」と言われ、生涯服薬がスタートする。妄想や幻聴が、実は一過性の症状だったとしても。

「統合失調症」と診断され研究に協力

中村さんを統合失調症と診断した准教授は同日、抗精神病薬を服用して効果をみる臨床研究への参加協力を求めた。中村さんは「社会の役に立つのなら」と考えて承諾した。

この臨床研究は「初発エピソード統合失調症患者の認知機能障害に対する第2世代抗精神病薬blonanserinの効果：aripiprazoleとのオープン比較試験」。統合失調症を初めて発症した患者を対象とし、大日本住友製薬の抗精神病薬ブロナンセリン（商品名ロナセン）を使用した患者と、大塚製薬の抗精神病薬アリピプラゾール（商品名エビリファイ）を使用した患者の認知機能の改善度を比較する試験だった。

薬の製造販売承認を目的とした治験ではなく、販売中の薬の新たな効果を調べる臨床研究で、協力患者たちの公的医療保険を使って行われる。このような研究で良い結果が出ると論文が注目され、薬の販路拡大につながりやすい。統合失調症は、幻聴や妄想、意欲低下などの症状と共に、記憶力や注意力などの認知機能の低下が起こりやすいことが知られ、この部分でも改善が証明されればロナセンの大きなウリになるはずだった。

研究は２００９年２月から２０１２年１月末までの計画で始まり、20例ずつ計40例の比較を予定していた。期間は途中で２０１６年１月末までに延長された。

中村さんは初回と８週間後に計２回の検査を受けると説明されて協力したが、追跡期間がいつの間にか延長され、２０１１年11月までの約１年間協力することになった。その結果、計４回の認知機能検査と血液検査を受けた。追加された２回分の検査について中村さんは同意した記憶がなく、流れでなんとなく協力させられた。

同意書もなく乱数表も使わない不正が次々判明

「ご意向に沿って原本はすべてシュレッダーで破棄しました」という大学の驚くべき回答に話を戻そう。中村さんが求めた削除とは、解析中の研究データの中から中村さんの検査データを消去することと、中村さんの電子カルテに追加されたこの研究関連の検査データを消すことであり、検査用紙などの原本を粉々にして捨てることではない。原本についてははっきりと「閲覧させて欲しい」と伝えていた。

それなのになぜ、勝手に破棄したのか。しかも「ご意向に沿って」などとふざけたことを言っている。准教授は何かを隠そうとしているのではないか。見られては困る何かがあるのではないか。そう考えた中村さんは別の病院の医師などに相談し、経緯を伝え聞いた私も支援することになった。

中村さんはまず、手元に残していた臨床研究の説明書と同意書を詳細に見直した。同意書には病院長名で「本臨床試験に対する同意はいつでも撤回でき、撤回した場合でも不利益を被らないことを確認していることを申し添えます」と書かれていた。協力した患者が不信感を抱き、データ削除を求めたら、迅速に対応するのが当然なのだ。逆切れなどとんでもない。

また同意事項を記した説明書には「予定参加期間は計8週間」とはっきり書かれていた。中村さんが協力に同意した期間は、紛れもなく8週間だったのだ。ところが准教授は、改めて中村さんの同意を得ることなく参加期間を勝手に延ばし、1年間協力させた。これは研究倫理指針に明らかに反している。

続いて中村さんは、この臨床研究の目的や方法をまとめた実施計画書（プロトコル）の提供とカルテ開示を求めた。実施計画書は臨床研究を行う際に必ず作成され、所属する大学などが設けた倫理審査委員会の承認を得る。研究は実施計画書の内容通りに進めなければならず、変更する場合は再度の手続きがいる。

この臨床研究は2つの薬の効果を比較するものなので、医師は協力患者に対して薬を均等に、無作為に割り振らなければならない。回復しやすそうな患者にばかり一方の薬を意図的に振り分けたら、そちらの効果が高くなるのは当然で、公正な比較にならないからだ。

中村さんが入手した実施計画書には、２つの薬を「乱数表を用いて無作為に１：１に振り分ける」と明記されていた。ところが中村さんの記憶では、准教授は薬を割り振る際に乱数表を使わなかった。それどころか、准教授は中村さんが飲む薬を目の前で恣意的に決めていたのだ。

中村さんは証言する。「准教授は『あなたの病気はね、統合失調症って言ってね』と軽い調子で話した後、すぐに薬の名前を５つか６つ、手元のメモ用紙に書き出しました。それでロナセンにぐるっと丸をつけて『ロナセンでやりたい』と言ったんです。准教授が一方的に指定したのです」

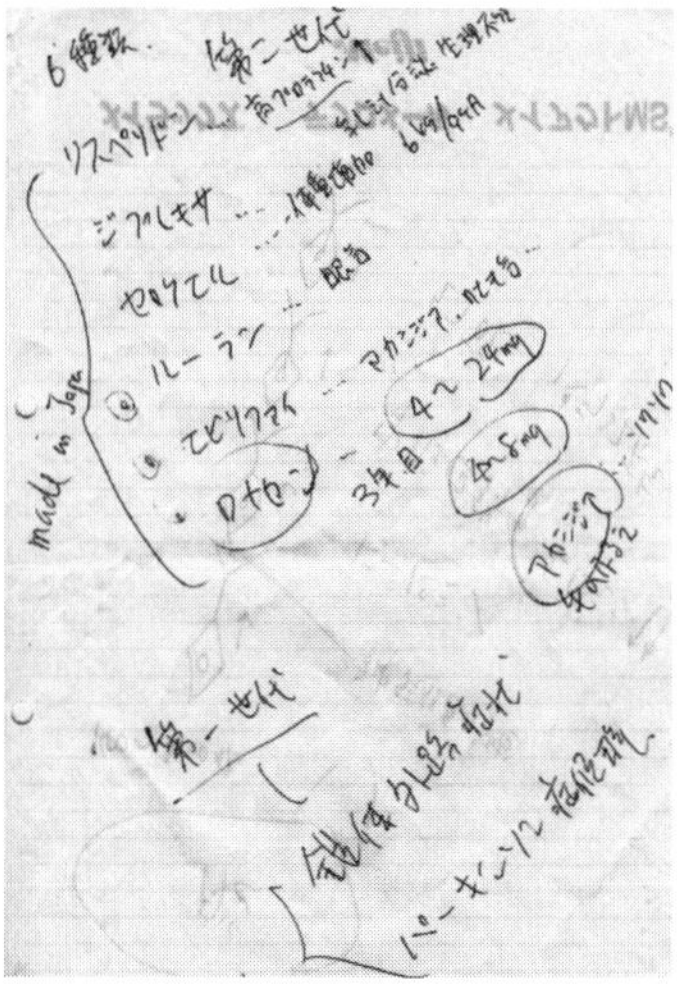

臨床研究の説明時に准教授が書いたメモ。患者が飲む薬は無作為に選ばなければならないのに、ロナセンに丸をつけて勝手に指定していた

研究代表者として自ら作成し、大学の倫理審査委員会を通した臨床研究の実施ルールを、准教授自身がいとも簡単に破ったのだ。研究倫理という言葉はこの人物の辞書にはなかったのかもしれない。

電子カルテ改竄も

先に触れたように、中村さんがつけられた統合失調症という診断名も疑わしい。幻聴はなく、あったのは軽い妄想的な発言のみ。後に中村さんを診察した複数の医師たちは「統合失調症ではない」「精神疾患ですらない」と口をそろえた。服薬をやめた現在は何の症状もなく、元気に働いている。

だが精神科医が一度下した診断を、後に覆すのは容易ではない。今は統合失調症でなくても「当時は発症していたが適切な治療で回復した」などと言われると、診断時の客観的な検査データが何もないので検証できず、覆しようがないのだ。本当に統合失調症であれば、そんなに簡単に治るはずはないのだが。

精神医療を取り巻くこのようなどうしようもない曖昧さが、技術や誠意を欠く精神科医たちを延命させ、患者と誠実に向き合う精神科医たちの足を引っ張っている。

中村さんの症状がストレスの影響で生じた一過性の反応だったとすれば、認知機能はもともと問題ないのだから、時間の経過と共に放っておいても回復しただろう。そのような患者を臨床研究に加え、重い副作用が出ないように薬の量を加減すれば、自然回復力を薬の効果と偽ることができる。准教授がそこまでの悪意を持っていたとは考えたくないが、疑われても仕方がないほど、この研究は恣意的でいい加減なものだった。

開示された電子カルテにも不正の痕跡がいくつも見つかった。カルテが改竄されていたのだ。大学は当初、電子カルテの公開をパソコンでの閲覧だけにとどめようとしたが、中村さんはそうした対応にも不信感を強め、大学は後日、印刷物を手渡すことになった。

電子カルテは、入力確定後も医師が誤字などを修正できる。しかし悪意ある改竄を防ぐため、修正履歴がすべて記録される仕組みになっている。中村さんが受け取った電子カルテの印刷物にも修正履歴が記載され、准教授が後から書き加えた部分がはっきりとわかった。改竄は、中村さんが大学病院に電話をかけ、臨床研究への疑念を伝えた２０１５年７月中に行われていた。

准教授が中村さんに臨床研究への参加を求めた日（２０１０年10月29日）の電子カルテには当初、「ロナセンの初回エピソード臨床研究について説明し、文書による同意を得た」と書いてあった。准教授はこれを「抗精神病薬の初回エピソード臨床研究について説明し、本人から文書による同意を得た」と書き換えた。最初のままだとロナセンを一方的に勧めた証拠になりかねないので、慌てて書き換えたのだろう。

２日前の10月27日には母親が１人で准教授に会い、相談をしていた。その日の電子カルテには最初、母親に「研究について少し話した」と書いていた。10月23日の初診で別の医師が「短期精神病性障害の疑い」と診断し、以後、准教授は中村さんを直接診ていないにもかかわらず、統合失調症の臨床研究への協力を家族に求めたのだ。中村さんの追及を受けてカルテを読み返した准教授もこれはまずいと気づいたのか、「研究について少し話した」の文言を約5年後に削除した。

また、同意を得ずに勝手に追加した認知機能検査と採血の実施日（２０１１年5月12日と11月10日）には、電子カルテにそれぞれ「実施することを説明し同意を得た」「実施することに同意をいただいた」という文言を書き加えていた。

「嘘をつきました」と認めて謝罪

中村さんの追及でこのような不正が次々と明らかになり、准教授と大学は窮地に立たされた。研究の実施計画書に背き、無作為の割り振りを行わなかった研究などもはや成立しない。この研究の命運は尽きた。そこまで追い込まれてやっと、准教授と大学は、原本を破棄したという回答も真っ赤な嘘だったと認めた。准教授だけでなく、複数の大学職員が口裏を合わせた猿芝居だった。

２０１５年12月21日夜、准教授は大学内で中村さんに直接謝罪した。

「シュレッダーのことはお詫び申し上げます。シュレッダーにかけたことにすれば安心するのではないかと。シュレッダーは僕が言い出したのではなく、４人で話し合って全員で決めました。僕の他に、医療安全管理室の2名と大学院研究推進課の1名。データのことを心配されているので、原本も破棄したことにすれば安心するからと、そういう話になりました。結果的に嘘をついたと思います。お怒りはもっともです。シュレッダーにかけたと言ってしまったので、今まで『出てきました』とは言えなかった。顧問弁護士に相談して正直に告白しなさいと言われたので、出すことにしました。本当に申し訳ないと思っています」

この謝罪の後、准教授は原本のコピーを中村さんに提供した。後日、中村さんが認知機能検査の原本の記載を詳細に調べると、評価の仕方に疑問が残る部分が複数見つかり、これも大学に指摘した。

製薬会社から多額の支払いも

この研究にまつわる疑問はこれで終わらず、中村さんが調べれば調べるほど噴出し続けた。利益相反の問題もそのひとつだ。研究代表者の准教授には、ロナセンを販売する製薬会社から2014年度の1年間だけで、コンサルティング等業務委託費128万7762円、講師謝金111万3706円、原稿執筆料・監修料7万7959円の計247万2427円が支払われていた。准教授はこれらの収入を大学に報告していなかった。

この臨床研究の実施計画書と実際の研究内容との相違は、先に指摘した准教授による薬の指定以外にも見つかった。研究の中立性を保つため、認知機能検査の一部は「本検査に熟達した主治医とは別の医師または臨床心理士が盲検下に実施する」「主治医とは別の医師が盲検下に評価する」と実施計画書で取り決めていた。わかりやすく言い換えると「患者が飲んでいる薬は2つのうちどちらなのか、知らない医師や臨床心理士が検査を行う」ということになる。

ところが中村さんは「検査は准教授をはじめ試験の内容をよく知る関係者が行った」と証言し、カルテなどにもこの証言を裏付ける記載があった。

さらに、この臨床研究の登録は開始から4年以上たってから行われたこともわかった。極めて不自然といわざるを得ない。

人に薬を投与する臨床研究は、その研究計画などの情報を、試験開始前に「UMIN（大学病院医療情報ネットワーク）臨床試験登録システム」などの専用データベースに登録しなければならない。国が研究倫理指針で登録を求めているためで、登録情報は一般の人もパソコンやスマホで見ることができる。

このような登録は、研究者が臨床研究を計画するにあたって、同様の試験がすでに行われていないかどうかを確認するのに役立つだけではない。試験内容を事前に登録し、情報を公開することで、薬が効かなかった場合も報告の必要が生じる。薬が効いた研究しか公にならない偏りを防ぐことができ、公正で有益なデータの蓄積が可能になる。そのため近年は、未登録の臨床研究を元にした研究論文は採用しない医学誌が増えている。

研究倫理指針の改正版が施行され、日本でも事前登録が強く求められるようになったのは2009年4月からだ。准教授の臨床研究は同年2月に始まったので、改正前の研究倫理指針が適用され、登録しないことも可能だった。

だが、開始後間もなく指針が変わったのだから、すみやかに登録するのが通常の対応と考えられる。なぜ2013年まで登録しなかったのか。准教授は中村さんに「失念していた」と説明したが、2010年には別の臨床研究をUMINのデータベースに登録している。登録の重要性はわかっていたはずだ。

2013年の登録時点ではすでに、ロナセンを服用した被験者のデータが多く集まっていた。そのため「結果を見定めてから登録したのではないか」と中村さんは考えている。

大学が研究中止決め国会でも糾弾

2016年初め、聖マリアンナ医科大学は生命倫理委員会を開き、お粗末過ぎるこの研究の中止を決定した。さらに大学は、弁護士ら学外の有識者を加えた調査委員会を組織し、中村さんへの対応や研究内容についての検証を行った。

この問題は国会でも取り上げられ、詳細を伝えた私のインターネットコラムが参院厚生労働委員会で資料配布された。当時、維新の党に所属していた川田龍平さんが国の対応を質すと、厚生労働省医政局は「ご指摘のあった事案だけではなく、指定医の取り消し処分を受けたすべての医師が関与する研究について、適切に実施されていたか調査を行うよう指導してまいりたい」とし、調査対象を他の医師にも広げるべきとの考えを示した。

国からもプレッシャーを受けた聖マリアンナ医科大学の調査委員会が計41ページの報告書をまとめたのは2017年1月。その内容は、中村さんの追及がすべて的を射ていたことを証明した。報告書の内容をかいつまんでまとめると次のようになる。

まずカルテ改竄について。中村さんがカルテ改竄を指摘し、学長から修正の意図を問われた准教授は「丁寧に書き直した」と弁解しながらも、「まさか修正履歴がプリントアウトされるとは認識していなかった」と明かした。准教授が行った文言の追加や削除について調査委員会は「ブロナンセリン（ロナセン）を抗精神病薬に書き換えたことは、2剤の割り付けをせず、当初からブロナンセリン単剤で実施したことを隠すためではないか」「臨床試験延長に対する同意を得られていないことについて、同意を得たことにするため書き換えた」などとし、「訂正ではなくカルテ改竄と言わざるを得ない」と結論付けた。

原本をシュレッダーで破棄したという虚偽報告を大学ぐるみで行った問題については、調査委員会は複数の関係者から「（破棄したと中村さんに伝えたほうが）安心感を与えると考えた」「データを削除するようにと申し出ているのであるから、（原本は）無くなったと言えば安心するのではないかと思った」などの証言を得て、「指導監督を行う大学の責は免れない」と厳しく指摘した。

実施計画書と実施内容との相違やデータの集計方法などについても、調査委員会による詳しい検証の結果、新たな問題が次々と発覚した。中村さん以外にも、同意を得ていない患者をこの研究に組み込んだり、他の研究に参加している患者のデータをこの研究でも使ったり、他の抗精神病薬などを併用している患者をこの研究に加えたりしていたのだ。まさにやりたい放題だった。

徹底調査で他の臨床研究も中止に

結局、この研究は2剤の比較を公正に行うと実施計画書に謳いつつも、実はロナセンだけを恣意的に選んで患者（1年間の完遂者は10例）に飲ませ、後からエビリファイを飲む患者（10例）を追加していたことが判明した。エビリファイの患者では、文書による同意を誰からも取っていなかった。ロナセンの患者に対しても、試験延長に関する文書同意は誰からも得ていなかった。

実施計画書を端《はな》から逸脱してまでロナセンを患者に飲ませた理由について、准教授は「（面倒を見ていた）大学院生が学位論文を仕上げなければならなかったのでブロナンセリン（ロナセン）投与群に偏ってしまった」と説明した。この学位論文は一言でまとめると「ロナセンには初発の統合失調症の認知機能を改善する効果がありそうだ」という内容で、中村さんの8週目までの検査結果も組み込んでロナセンの効果を強調していた。いかにも販売促進に使えそうな内容だ。基になった研究に山盛りの不正が発覚し、中止となったことで、この学位論文も撤回された。

調査委員会がこの論文中のデータを再計算したところ、誤った数値が多く見つかった。中村さんが原本を見て指摘したように、認知機能検査の計算方法もおかしく、報告書は「重要な基礎データの取扱いに十分な注意が払われておらず、基礎データの取扱い方が極めて杜撰であったと言わざるを得ない」と厳しく指摘した。この論文は、准教授が執筆者として加わった日本神経精神薬理学会の「統合失調症薬物治療ガイドライン」に参考文献として記載されていたため、不正発覚で学会は内容の修正を強いられた。

さらに大学は、神経精神科の医師が近年行った他の21の臨床研究についても調査し、このうち6つの臨床研究を「薬の割り付けの問題が見つかった」などとして中止にさせた。准教授は研究で使った抗精神病薬を販売する製薬会社から、講演料などで多額の報酬を得ていた。調査委員会は報告書で「講演料などに試験結果が影響を受けたという明らかな証拠は見つからなかった」としながらも、「状況から見て疑われても仕方がない」と指摘した。大学は、それまで自己申告にとどめていた利益相反の管理を、1円でも収入があれば届け出をするように改め、臨床研究データは学内のデータセンターで一元管理するなど体制を刷新した。准教授は懲戒の休職を経て、２０１７年春に大学を去った。

臨床研究法施行で精神科の倫理観は高まるのか？

中村さんは現在、精神科の薬をすべてやめて元気に働いている。プライバシー保護のため詳しく紹介できないのが残念だが、鋭い追及からもわかるように頭の切れる優秀な女性だ。得意分野で社会に貢献してくれるだろう。

とはいえ強いストレスを受け続けると、一過性の混乱状態に陥りやすい傾向があるのかもしれない。中村さんは「根を詰め過ぎず、セーブしながら仕事を続けたい」と考えている。２０１０年の中村さんに真っ先に必要だったのは、病気のレッテル貼りや服薬ではなく、このような対処法だったのではないだろうか。

准教授に統合失調症と診断され、服薬をしていた２０１５年暮れまでの約5年間（２０１２年8月以降は自宅近くのクリニックに通院）は、強い疲労感などの体調不良が続いて仕事ができなかった。長引いた体調不良には薬の副作用が関係していた可能性がある。

中村さんは自身の鋭い追及で診断すらも怪しいことに気づき、精神科と距離を置くことで健康を取り戻した。だが「あなたの病気はね、統合失調症って言ってね」と准教授に病者意識を植え付けられ、弱気になったがために失った時間は戻らない。大学に白旗をあげさせ、再発防止策の徹底を約束させたとはいえ、彼女が受けた「5年間の損失」という甚大な被害に対する補償は何もない。

2018年春、臨床研究法が施行された。臨床研究への製薬会社の関与や不正なデータ操作などが近年、次々と明らかになり、再発を防ぐために生まれた法律だ。患者の保護や資金提供先の公表などを徹底する他、実施計画を事前審査する各医療機関の倫理審査委員会を「認定臨床研究審査委員会」に改めて組織強化し、研究途中のモニタリングや監査なども迅速に行う体制を築く。

だが、法を整備しても必ず抜け穴がある。診断からして科学的とは言いがたく、回復度の判定にもブレがあり、医師の恣意的な判断が入り込みやすい精神科の臨床研究は、特に不正の危険をはらんでいる。精神科医が高い倫理観を貫き、常に公正な態度で研究に臨まなければ、精神医療は科学からますます遠のき、患者からも見放されかねない。精神保健指定医資格の不正取得などやっている場合ではないのだ。

ところが2016年、不正取得問題は全国の医療機関に波及し、89人（うち指導医40人）が指定取り消しの処分、申請中だった4人が却下の処分を受けた。記録が残る5年間を調べただけでもこの有様。これが倫理なき精神科の現実である。

第８章

「画期的検査法」の虚実

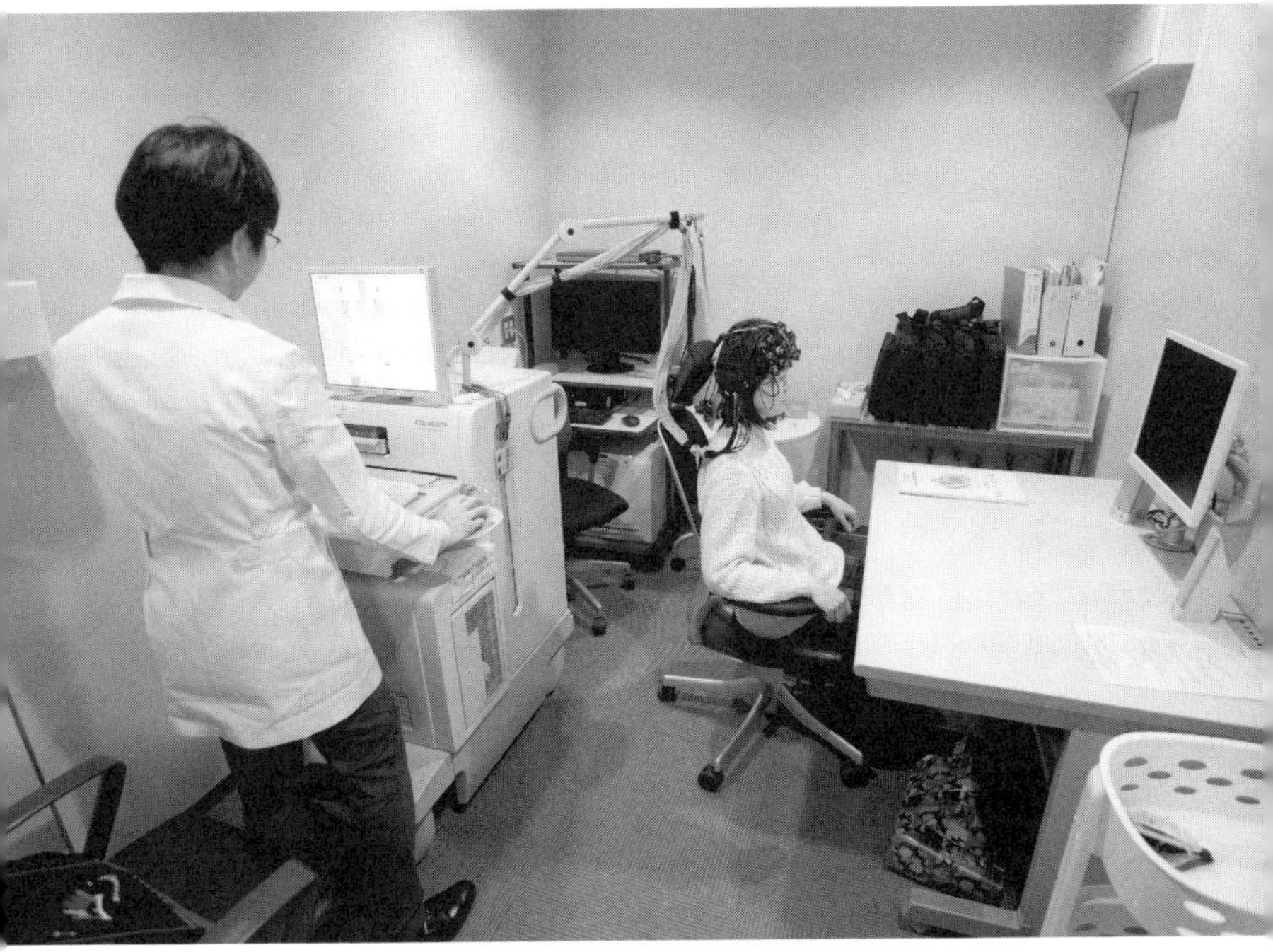

頭部に多数のセンサーを付けて行うNIRSの検査風景。開発時から注目を集めたが、その精度が疑問視されている（国立精神・神経医療研究センター病院）

「精神科は実は最先端医療なんですよ。原因がわからない病気ばかりを扱っているんですから。原因不明の病に苦しむ患者のために、謎に挑み続ける医師たち。佐藤さんにはぜひ、そういう視点で記事を書いて欲しいなあ」

大阪の大学病院で臨床の最前線にいる医師が、取材中にそう漏らしたことがある。冗談めかした口ぶりだったが、本気で思っているのだろう。

精神科が扱う病気は確かに原因不明なものばかりだ。なぜなら、原因がわかった病気は他の診療科が扱うようになるから。精神症状の背景に内分泌疾患や脳感染症、脳腫瘍、脳血管障害などがあるとわかれば、治療は主に内科や外科が担当することになる。

アルツハイマー病などの認知症も原因がある程度わかりつつあるので、記憶障害などの中核症状の治療は神経内科の担当領域になってきている。原因物質が明確な酒や違法薬物の依存症（物質使用障害）を精神科が扱うのは、そうした物質に頼りたくなってしまう心の構造を科学的に解明し切れていないためで、飲むだけで依存傾向がスッキリ治まる薬が開発されれば、治療は生活習慣病と同様にかかりつけ医の仕事になるかもしれない（心を薬で自在に操る未来には別の怖さがあるが……）。

精神科は、身体疾患が見当たらないのに生じた原因不明の精神症状に苦しみ、社会生活に深刻な障害が生じている患者を担当する。このような患者の精神症状も、身体の一部である脳の何らかの不調で起こっているはずだが、脳の検査を行っても病変を明確に捉えられず、原因を特定できないものだけが精神科に残されていく。そのため精神科は「未知の領域に挑み続ける最先端医療である」という解釈も、あながち間違いではない。

とはいえ、わからないことだらけの精神科には大きな落とし穴がある。脳の不調が「病気」と呼べるほど恒常的なものなのか、それともストレスや不眠などで生じた一時的な機能低下なのか、それを見分けるための客観的検査法すら存在しないので、思い込みに囚われた医師の誤診や過剰診断、過剰投薬が引きも切らずだ。これまで紹介した精神医療被害者の多くも、この落とし穴にはまって人生を狂わされた。

鳴り物入りで登場したNIRS

うつ病を例にあげてみよう。気分が乗らず、やる気が起きないうつ状態。それが脳の病気の症状なのか、それとも心身のストレスが減れば治る一時的な不調なのか、という判別も実は難しい。精神科の代表的診断基準であるＤＳＭ－５はこの困難な判別に踏み込まず、うつ病か否かを「抑うつ気分」「興味、喜びの著しい減退」「不眠または睡眠過多」などの症状の数と継続期間、日常生活への影響の程度で判断する。診断基準にあてはまる精神症状が複数あったとしても、生活に支障がなく、本人が苦しんでいなければ病気とは見做さない。精神症状によって生活に深刻な障害が生じているものを「精神障害」と捉え、要治療の病気と判断する。これは患者や家族が医師に伝える症状や暮らしぶりと、医師の受け止め方に完全に依拠した診断法であり、脳機能の詳細な検査を行って精神疾患と診断しているわけではない。

そのためうつ病の中には、脳機能に病的変化が生じているものだけでなく、気持ちのありかたを変えたり、過労を改善したりすることで回復するものも多く含まれる。ところがうつ病と診断された時に処方される抗うつ薬は脳機能の病的変化（神経伝達物質の異常など）を前提に開発されているので、薬が標的とする病的変化がない人が服用すると、効かないばかりか深刻な副作用に見舞われることがある。

このような「当たるも八卦《はっけ》、当たらぬも八卦」の薬物治療を防ぐため、精神科に何より求められるのは客観的で正確な診断法の導入だ。日本で研究開発が進み、２０１４年４月に保険適用された光トポグラフィー検査（ＮＩＲＳ《ニルス》）は、精神科初の客観的検査法（医師が正確な診断を行うための補助手段）として鳴り物入りで登場した。

「時期尚早」とささやかれた保険適用

この検査は、うつ病と診断されて治療を受けたのに治らず、もしかすると他の精神疾患かもしれない患者を対象（保険適用の対象）としている。近赤外線を前頭部や側頭部に照射する帽子型の装置を頭にかぶり、課題をこなしている間や前後の脳血流量の変化をみる。うつ症状を訴える患者が本当に病的なうつ病なのかどうかだけでなく、統合失調症や双極性障害との鑑別も可能なのだという。新聞やテレビ、雑誌が多く取り上げたことで患者の期待が高まり、研究段階から予約で数ヵ月待ちになる医療機関もあった。だが、その精度は必ずしも高いとは言えず、保険適用は「時期尚早」とみる医師は多かった。

ＮＩＲＳのイメージをつかむため、検査の流れを簡単に説明しておこう。検査室で多くのセンサーが付いた帽子型の装置を頭にかぶり、音声の指示に従って、決まった一文字で始まる単語を答えていく。例えば「わ」と指示されたら「私、腕白、和歌山……」などと答える。単語を頑張ってたくさん答えても、回答数は鑑別のポイントにはならないのだという。検査は60秒間で、20秒おきに計3個の文字が示され、この間と前後の脳血流量が記録される。

被験者がうつ病の場合は、健常者よりも脳血流量の変化が乏しく、双極性障害では脳血流量の山のピークが後半に来るという。統合失調症の場合は脳血流量の増加のタイミングがずれ、課題終了後に増加するなど不自然な変化を見せるという。拙著『精神医療ダークサイド』では、群馬大学病院での私のＮＩＲＳ体験を紹介しているのでそちらも参考にしていただきたい。お恥ずかしながら検査中に妙なことを考えて動揺したため、脳血流量が途中から急上昇し、正常とは異なる波形になったようだ。私は精神疾患を患ったことはないのだが、もしかすると脳血流が後半に増える双極性障害の波形に近くなったのかもしれない。このような体験を踏まえて、保険適用目前の2013年暮れに出版した同書ではNIRSについて次のように締めくくった。残念なことに嫌な予感は当たってしまった。

NIRSの実施施設が広がるにつれて、問題も起こっている。病院で統合失調症と診断され、抗精神病薬と抗うつ薬を同時に処方された若い男性が、診断に疑問を抱いてNIRSを受けた。結果は「統合失調症とうつ病の特徴が両方出ているから、服薬は今のままでよい」だったという。

「僕は一体、何病なんだ」とさらに疑問を募らせた男性は別の精神科医に相談し、「発達障害（自閉症スペクトラム）が背景にある二次障害」とわかった。減薬が進むと元気になり、漢方薬だけで支障なく生活できるようになった。

正確な診断を行うための補助手段が、誤診の補強手段となったら本末転倒だ。男性を救った精神科医は語る。「NIRSが対象とするのは3つの疾患だけで、自閉症スペクトラムはわからないし、薬を多量に飲んでいる場合、その影響をどこまで除外できるのかもはっきりしない。限界を踏まえて、研究途上の参考程度の検査だとはっきり示して使うのならよいが、統合失調症とうつ病の両方の特徴があるから両方だ、などというとんでもない決めつけが横行すると、研究自体がつぶれるのではないか」

研究がつぶれることはなかったが、このような批判がある中での保険適用は誤診の補強や過剰診断など、懸念した通りの問題を発生させた。北関東の精神科病院の院長は、NIRSの保険適用に深く関わった精神科医が当時、次のように話していたと証言する。「精神科は他に何もないからねえ」。客観的検査法が何もないのは事実だが、だからといって精度が不十分な検査にまで国がお墨付きを与えていいわけはない。「あの研究は東大系の医師たちが進めたもの。彼らは力があるから表立って反対できない。いろいろな忖度も働いたのではないか」とみる医師もいる。多くの精神科医たちが尻込みする中で、最初に批判の声を上げたのは脳機能検査の専門家だった。

測っているのは脳血流ではなく頭皮血流!?

国立研究開発法人情報通信研究機構で脳機能の画像化研究を進める宮内哲さんは、浜松医科大学光尖端医学教育研究センター教授の星詳子《ようこ》さんと連名で、雑誌「臨床精神医学」2016年1月号に「光トポグラフィーによる精神疾患鑑別診断—有効性の検討」と題する論説を寄せた。

宮内さんらの指摘は多岐にわたるが、NIRSの測定値には頭皮の血流が多く混入しているとの指摘や、向精神薬の服用の影響が十分検討されていないとの指摘は素人にもわかりやすい。脳の血流を測定していると謳いながら、実は頭皮の血流を多く測っているというのだ。現状では、NIRSの測定値の中に頭皮の血流がどれくらい混入するのか、正確な割合はわからないのだという。宮内さんと星さんはこの論説で「光トポによるうつ症状診断補助の有効性・信頼性を上げるためには、確実な頭皮血流の除去法の開発が必須である」と強調した。

また、宮内さんは私の取材で「NIRSの結果は個人差が非常に大きく、うつ病の患者であっても、うつ病の特徴的なパターンから大きく外れる人が多い」と指摘した。

さらに「盛んに報道された疾患ごとの脳血流の特徴的パターン（波形）は、多数の近赤外線センサーで測定する多くの部位のうち、最も特徴的な変化が表れた1ヵ所のデータを抜き取って示したもの。それを複数部位の平均値であるかのような図にして、それぞれの精神疾患に特徴的なパターンがあると伝えたことは問題だ。NIRSの1ヵ所のデータは再現性が低く、このような方法で検査を2回すると異なる結果が得られる可能性がある」という。

宮内さんはさらに「特徴的な1ヵ所ではなく、複数の部位のデータを合わせて平均化した場合、今度は疾患ごとの特徴的なパターンが薄まり、健常者も各疾患も似たような波形になってしまう」と指摘する。

ＮＩＲＳ研究の中心人物は語る

宮内さんらの疑問に対し、ＮＩＲＳを精神科で活用する研究の中心となった群馬大学精神科神経科教授の福田正人さんは、「臨床精神医学」２０１６年2月号に回答を寄せた。頭皮血流の混入に関しては「計測技術や解析技術の改善により解決すべき問題であると認識しています」などと回答した。向精神薬の影響については「今後の十分な検討が必要ですが、現状では少なくとも前頭部のデータについては大きな影響は指摘されていないとまとめられます」などとした。

福田さんは保険適用後の私の取材でも、頭皮の血流が一定の割合で混入することを認めた。だが頭皮血流の混入はあっても、血流量全体の変化には影響せず、疾患ごとの特徴的なパターンはつかめるのだという。

本当だろうか。血の巡りがいい人、悪い人がいるように、頭皮の血流量も無視できないほどの個人差があるはずだ。頭皮の血流がこの検査で多く混入する人は、それが妨げとなって正確な結果を導き出せないのではないか。福田さんは次のように答えた。

「個人差はあります。緊張すると顔が赤くなるのは顔の皮膚の血流が増えているためで、同様の変化が頭皮にも表れる可能性があります。うつ病や統合失調症などの精神疾患では、自律神経機能の変化を反映して、皮膚血流に何らかの変化があるという指摘が以前からありました。しかし、頭皮の血流は詳しく調べられていませんでした。ＮＩＲＳの精神疾患への応用が進んだことで、頭皮の血流量の変化を詳しく検討しようという機運が高まりました。よい影響を与えることができたと考えています。今後の研究の展開によっては、頭皮の血流量の変化だけでも、精神疾患の鑑別診断補助が可能になるかもしれません。ＮＩＲＳの精度をさらに高めるためには、脳の血流と頭皮の血流を区別する技術は確かに必要ですので、さらに研究を深めたいと考えています」

どうもはぐらかされた気がする。頭皮血流の混入はＮＩＲＳの精度を低下させるのではないかと尋ねたのだが、いつの間にか頭皮血流検査への期待にすり替わってしまった。頭皮血流の増減と、脳血流の増減の仕組みは異なるはずだ。しかも頭皮血流の混入割合は人によって異なる。２つの異なる血流がごちゃ混ぜになった検査値で疾患の特徴を正確につかめるという主張は、なんとも承服しがたい。だが何度質問しても福田さんは「特徴はわかります」と繰り返した。

宮内さんが指摘したように、ＮＩＲＳ研究では研究初期に公開されて盛んに報道された「各疾患の典型的な波形」が研究の進展と共に変化し、研究後期に公開された波形では各疾患とも似通った形になった。この点について福田さんは次のように回答した。

「うつ病、双極性障害、統合失調症は、疾患ごとに特徴が出やすい脳部位が異なるため、疾

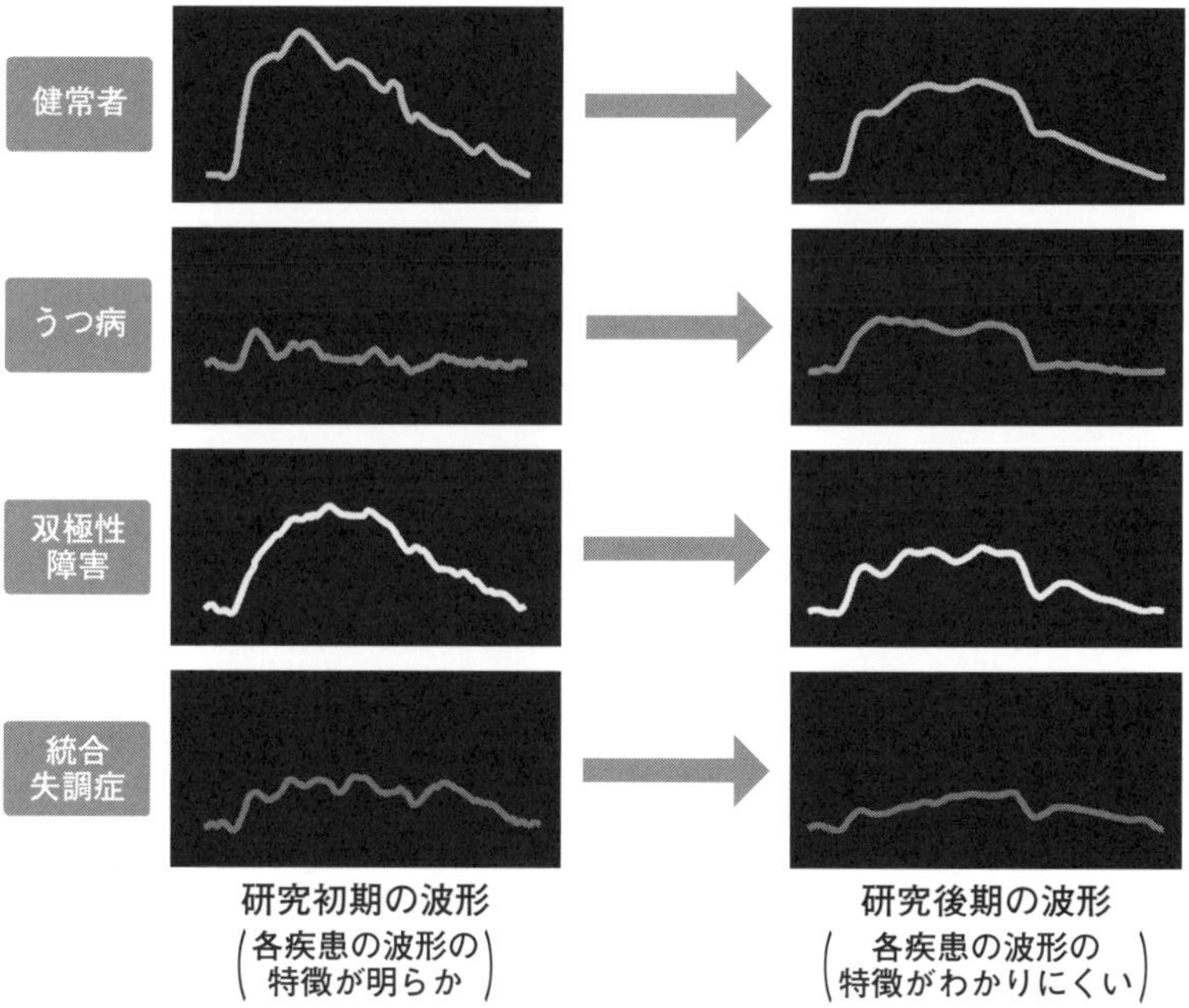

（研究論文と資料の波形を宮内哲さんが正確にトレースして作成）

NIRSの研究初期と研究後期の波形比較。研究後期は各疾患の波形の特徴がわかりにくくなっている

患ごとの結果を示した初期の研究では、特徴が出やすい1ヵ所のポイントを選んで波形を示していました。例えば、うつ病では前頭部のAというポイント、双極性障害では前頭部のBというポイント、という具合です。診断が確定済みの患者さんを対象にしたため、疾患ごとに測定のポイントを絞ることができたのです。研究の次の段階では、診断が確定できていない患者さんを含んだ検討を進めました。臨床現場で用いることを想定した研究になったわけです。その場合、診断の特徴を表す部位を前もって選べませんので、AやBを含む複数のポイントの測定結果を平均した波形に特徴が出るかどうかを検討しました。複数の測定部位を平均した波形ですので特徴が弱まって見えますが、疾患ごとの特徴は数値の解析でとらえられます」

NIRSの限界と悪用

NIRSの位置づけは「鑑別診断の補助」であり、医師が正確な診断を行うための参考情報の一つに過ぎない。だが患者や家族の中には、利点ばかりを誇張した報道の影響もあり「NIRSで自分の精神疾患が何なのか正確にわかる」と信じて検査を希望する人もいる。こうした患者心理を逆手に取り、NIRSを客寄せに使って「うつ病」などと断定し、高額な自費診療につなげる医療機関も現れた。一部の医療機関がNIRSを悪用している問題について、福田さんは次のように答えた。

「この検査は鑑別診断の補助という位置づけです。ＮＩＲＳは散乱光を用いて脳血流量を見ていますので、測定原理からその精度には限界があります。超音波や心電図と似た位置づけの検査ですので、それだけで診断を確定できるわけではありません。診断の基本は医師の臨床的な総合判断です。補助検査の結果の絶対視は避けていただきたいと思います。保険診療の対象は、うつ症状のためにうつ病と診断されて治療を受けているのになかなか回復せず、うつ病以外の精神疾患の可能性がある人です。医師による臨床診断なしに精神疾患を診断する検査ではありません。ＮＩＲＳの結果と臨床診断を総合して、診断を見直す契機として利用することが有用です」

ＮＩＲＳ誤診問題で学会が声明

２０１６年11月、日本うつ病学会が「双極性障害およびうつ病の診断における光トポグラフィー検査の意義について」と題する声明をサイトに掲載した。ＮＩＲＳを導入した医療機関の一部で目に余る誤診が報告され、学会も静観できなくなったのだ。特に、典型的なうつ病の患者を双極性障害と誤診する例が目立ち、学会はこれを問題視した。私のように検査の途中でストレスを増大させ、脳血流（あるいは頭皮血流）が急に増える人が多いのかもしれない。東京都内のクリニックでＮＩＲＳの「無料体験」を受けた宮内さんも、精神疾患はないのに双極性障害の波形が出たという。

学会の声明はこう指摘した。「近年、十分な臨床評価が行われないままに、（中略）光トポグラフィー検査を行うこと、あるいは光トポグラフィー検査の結果をこれらの臨床判断を上回るものと位置づけることは、いずれも保険診療における定めに則ったものではありません。一般の医療における臨床検査と同様に、光トポグラフィー検査の結果も、診断を行うにあたっての判断材料の一つにすぎません。光トポグラフィー検査の結果のみに基づいて診断を行うことは、医療の原則に反することです」

声明の作成に関わった精神科医は、その意図を次のように語った。

「あまりにひどい誤診例をみて看過できなくなったのです。躁状態のエピソードなどない患者を双極性障害と診断した例もあった。双極性障害は薬を飲み続けなければならない精神疾患で、炭酸リチウム（リーマスなど）を服用する場合はリチウム中毒を防ぐため定期的な血液検査が必要になります。簡単に治る病気ではなく、治療の負担も大きいのです。そのような病気をＮＩＲＳの結果だけで安易に診断する医師の無責任さが本当に腹立たしい」

重い双極性障害の患者は、躁状態になると対人関係でトラブルを連発したり、支払い不能なほどの買い物をクレジットカードでしたりして、社会生活を破綻させてしまう。躁とうつのジェットコースターのような波をなだらかにする適切な治療が欠かせない。だが近年の双極性障害の診断増の中には、誤診や過剰診断が相当数含まれているようだ。

2000年代初め、製薬会社のうつ病キャンペーンを発端として巻き起こったうつ病診断ブームでは、抗うつ薬が過剰に使われ、その副作用で躁状態に陥った患者を今度は双極性障害と診断するご都合主義的な誤診が相次いだ。自らの稚拙な治療で生じさせた症状を患者の病気のせいにして、病名と薬を変更、あるいは追加する。精神科に蔓延するマッチポンプ型診療は多くの患者を不幸にした。

双極性障害の患者が気分を上げる抗うつ薬を飲むと躁転しやすいのは当然だが、抗うつ薬で躁転したからといって「隠れていた双極性障害」と断定するのは安直過ぎる。体質によっては抗うつ薬の影響で躁状態に陥る人もいる。第2章で紹介した刺青の主婦もその一人だ。幸いにもこの主婦は、経験豊富で診断力のある医師と出会い、抗うつ薬をやめることで自分を取り戻したが、別の精神科に行っていたら双極性障害と診断され、薬をさらに増やされてますます副作用まみれになっていたかもしれない。

明らかなうつ病患者をＮＩＲＳの結果から双極性障害と誤診する精神科医は、ＮＩＲＳの限界を理解していないばかりか、うつ病の治療もまともにできないヤブ医者なのだろう。うつ病の患者に抗うつ薬を処方するしか能がなく、それで治せないものだから別の何かにすがろうとする。それが双極性障害という新たな診断名なのだ。しかし本当は、その患者は仕事や家庭のストレスで元気が出なかっただけかもしれない。生活環境の改善で治る反応まで、ヤブ医者に行くと一生治らない精神疾患（いわゆる精神病）にされてしまう。精神科医の選択はくれぐれも慎重にしていただきたい。

双極性障害について補足しておこう。社会でクリエイティブな仕事に携わる人の中には「双極的な傾向」を持つ人が多い。気分が乗った時には寝食を忘れて仕事に没頭し、その反動で周期的に落ち込む。エネルギーの発散と充電のサイクルとみれば自然なことであり、才能を存分に発揮するためのリズムともいえる。その傾向は暴走しない限り、生活の障害になるどころか生きる糧になっている。医療的な関与は最小限にとどめたほうがいい。

ところが、このような躁とうつのサイクルがあるだけで双極性障害と診断し、鎮静系の薬をドカッと処方する危ない精神科医もいる。注意して欲しい。精神医療は使い方を誤ると数多の才能を潰し、場合によっては処方薬依存や自殺衝動誘発で命を奪うこともある。

現状では不可能な「正確な検査法」開発

精神科の検査法開発の難しさについても補足しておきたい。脳機能や血液などによる精神疾患の検査法を確立するためには、まず協力患者を多く集める必要がある。うつ病の検査法を研究しようとすれば、多くのうつ病患者の協力が必要になる。

ところがこれまで見てきたように、うつ病と診断された患者の脳に病的な変化（神経伝達物質の異常など）が本当に起こっているのかどうかは、じつのところわからない。病的に落ち込んでいる人とストレスで落ち込んでいる人とを科学的な手法で区別できないのだ。病的変化があるとしても、うつ病のAさんとうつ病のBさんとでは問題を引き起こす神経伝達物質が異なっているかもしれない。平たく言えば、様々な原因が背景にある「うつ病患者」を一括りにして共通の傾向を見出し、検査法を確立しようとすること自体が矛盾だらけで、実のところ無理なのだ。

この点は福田さんも承知のうえで、「臨床精神医学」２０１６年2月号に次のように書いている。

「例えばうつ病について、それが単一の病因に基づく疾患概念であると考えている臨床家や研究者は皆無に近いと思います」

「うつ病が単一の疾患であるかのように仮定して研究を行い、診断や治療のためのバイオマーカーを追究することには、自己矛盾としての側面があることを認めなければなりません」

「極論としては、現在の精神疾患研究のすべては無意味であるという言い方もできますが、目前の患者さんの治療を求められる医療の現場では、それぞれの疾患概念が実在するかのように取り扱わざるをえません」

科学的な診断分類あっての検査法

この致命的な問題について、私は福田さんに次のように質問した。

「精神疾患の病名は特徴的な症状があるかどうかで決まります。単純化して言えば、うつ症状が続いていればうつ病、躁状態とうつ状態を繰り返せば双極性障害、幻聴や妄想が主体であれば統合失調症、のように。一方、ＮＩＲＳは脳の特徴的な変化から病気を診断しようとする試みです。そのため症状群としての従来の診断分類と、全く発想が異なるＮＩＲＳの結果がぴたりと一致するはずはないと思うのですが、いかがでしょうか」

福田さんはこう答えた。「その通りです。精神疾患の症状の背景には、その機能を担う脳の部位の変化があると考えられますので、症状の特徴に基づく従来の診断分類による病名は、ＮＩＲＳの結果とおおまかには一致します。しかし、完全には一致しないことが大切とも言えるのです。それは、従来の診断分類が、主に臨床的に認められる精神症状に基づいたもので、その背景となっている脳内の特徴的な変化に基づく病気分類ではないからです。脳機能の変化と、従来の臨床診断を結びつけるこうした研究に一定の限界があるのは、ＮＩＲＳに限りません。しかし一方で、精神疾患のための臨床検査の実用化は患者さんの願いでもありますので、研究に取り組んできました。今後は精度の高い脳画像検査などと組み合わせて、ＮＩＲＳの精度を高めていきたいと考えています」

福田さんは開発段階から、ＮＩＲＳは「鑑別診断の補助」であると強調していた。そのため私は、検査体験を報告した２００９年の読売新聞連載でも「血流量の変化には個人差があり、差がはっきりしない場合もある。そのため、この検査だけで、うつ病かどうか分かるわけではない。あくまで診断の補助という位置づけだ」と強調した。だが、読者や視聴者の目を引くために利点ばかりを誇張した無責任な報道が繰り返されるうちに、ＮＩＲＳは万能感を帯びていった。

ＮＩＲＳの研究自体は否定されるものではなく、閉塞感に満ちた精神医療を変えようとする意欲的な試みとして評価される。国立精神・神経医療研究センターでは、ＮＩＲＳの検査精度を高めるための研修会を定期的に開き、医師たちがセンサーの固定方法や波形の見方などを学んでいる。だが現状では、その精度について「『診断補助』だとしても明らかに力不足」との指摘が多い。それはＮＩＲＳ固有の問題というよりもむしろ、精神疾患の科学的分類すら持ち合わせていない精神医療の未熟さゆえともいえる。

宮内さんは訴える。「精神疾患を客観的に診断しようとする試み自体は評価したい。しかし現時点でＮＩＲＳを保険診療として行うのは明らかに時期尚早です。本当に有用なのかどうかを今後も検証し、結果次第では保険診療から外す判断が必要ではないか」

いつになるかわからないが、精神疾患の原因や発症の仕組みが次々と解明され、脳内の変化に基づく正確な診断分類が確立されなければ、高精度の検査法など生まれようもない。原因を探る取り組みを続ける遺伝子研究の分野では、統合失調症に関連するとみられる遺伝子変異が近年いくつも見つかっている。だが、これらの変異があっても発症しない人は多い。他の遺伝子変異や環境など別の要因も複雑に絡み合って発症するため、特定の遺伝子だけを抽出して早期診断のバイオマーカーとして用いると誤診の山を築く恐れがある。精神医学においては遺伝子研究も閉塞しているのだ。

それでも、精神医学が科学の色合いを強めていくことは間違いない。だが、飛躍的な発展は諸刃の剣でもある。客観的かつ高精度な診断分類の確立は、人間の心の仕組みが完全に解明されることを意味する。それは薬や遺伝子修復などで心を自在に操る技術へとつながり、今よりもはるかに恐ろしいＳＦ的な社会が到来するかもしれない。その頃には精神科医もＡＩになっているだろう。

今後も、ＮＩＲＳに続く「精神疾患の画期的検査法」をマスコミが手放しで報じる状況は繰り返されるはずだ。だがそれらは当面、「当たるも八卦、当たらぬも八卦」の域を出ることはない。では、現状で的確な診断と治療を受けるにはどうすればいいのか。答えはただ一つ。患者の心に寄り添える優れた精神科医を見つけ出すしかない。

第９章

「開かれた対話」の未来

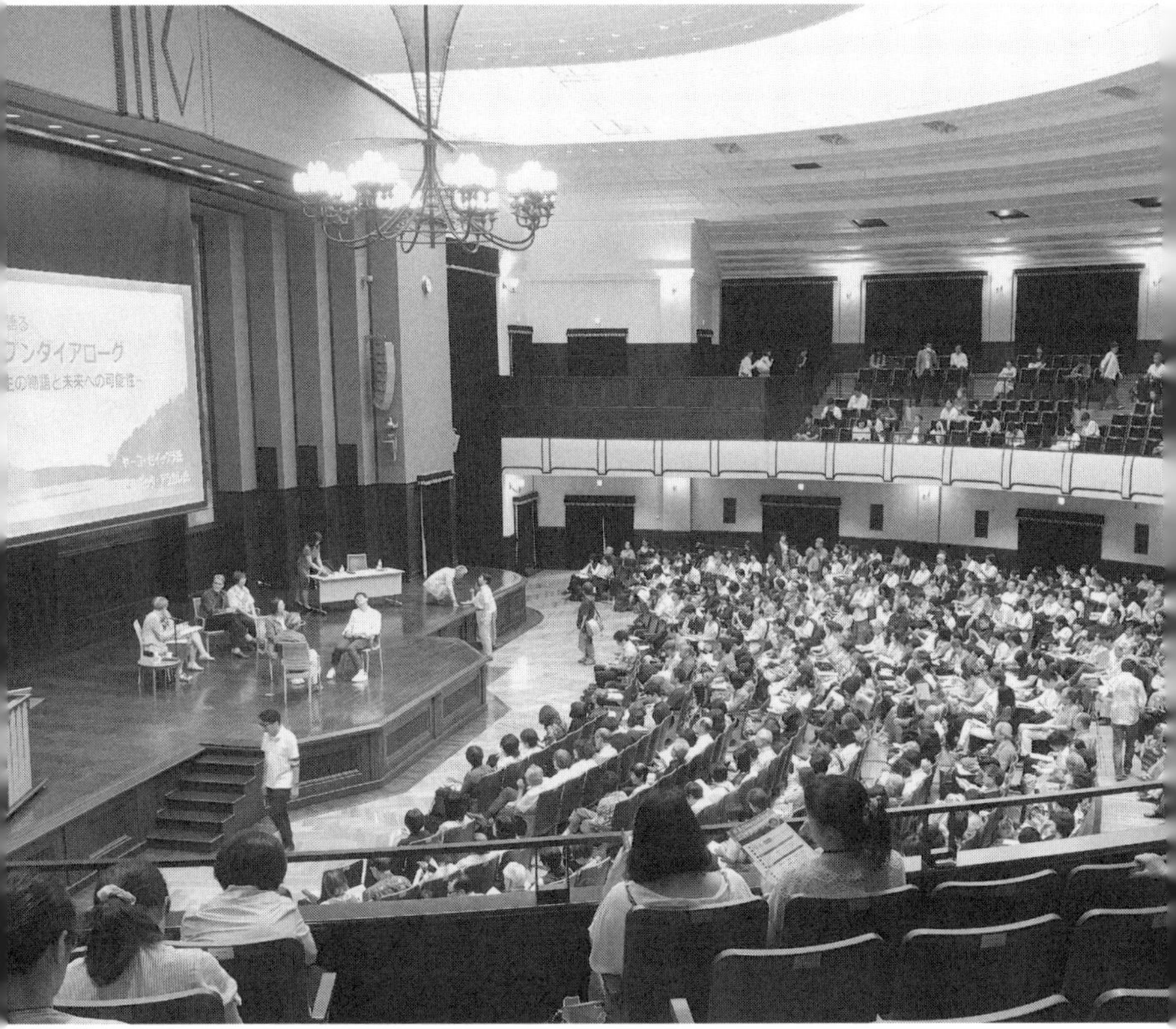

東京大学安田講堂で開かれたオープンダイアローグの講演会。聴衆を前に、創始者のヤーコ・セイックラさんらが「開かれた対話」の誕生秘話や今後の可能性を語った（2017年８月20日）

患者の話をまともに聞かない。すぐに「一生治らない」と決めつける。薬以外の治療法を示さない。副作用の説明をしない。治療や回復の見通しを示さない。良くならないと薬をてんこ盛りにする。家族の面会を拒み続ける。都合が悪くなると逃げる。

これらの対応がことごとくあてはまる医師は究極のダメ医者であり、あまりにもダメ過ぎて現実に存在するとは思えない。患者や家族から激しい非難を浴びて、瞬く間に職を追われるはずだからだ。とりわけ近年は社会の目が厳しさを増している。ところが驚くべきことに、精神科には少なからず存在する。この本に登場した精神科医たちの対応を振り返ってもらいたい。

精神科でダメ医者が生息し得るのは、患者や家族の声が弱く、社会的関心が低いことが影響している。おかしな医師が淘汰されないのだ。このような医師たちには「患者や家族をバカにしている」という共通点もある。

難問山積の精神医療を改革するには、ダメ医者を排除する仕組み作りが欠かせない。専門医制度の改革や診療ガイドラインの普及だけでは十分でなく、行政や学会は資格停止などの厳しい態度で臨んで欲しい。そのうえで、精神医療全体の質を向上させる取り組みが必要になる。変化のカギを握る複数の動きを2章に分けて紹介していこう。

フィンランド発のオープンダイアローグ

２０１７年8月20日午後、東京大学安田講堂は満員の聴衆で埋め尽くされた。この日のイベントは「創始者が語る　オープンダイアローグ――誕生の物語と未来への可能性――」。世界的な注目を集める精神科治療「オープンダイアローグ（開かれた対話）」を、フィンランドの精神科病院（ケロプダス病院）で仲間と共に作り上げたユヴァスキュラ大学教授のヤーコ・セイックラさんらが講演した。

オープンダイアローグは、患者を中心にその家族や友人・知人らと、看護師、心理士、精神科医らのセラピストが同じ部屋（患者の自宅や患者が落ち着ける場所）に集い、全員が対等な立場でミーティングを繰り返す治療法だ。フィンランドのトルニオ（西ラップランド）にあるケロプダス病院で、30年以上前から独自に行われてきた。２０１０年代に入り、その治療効果が論文や映画で知られるようになると、ケロプダス病院には世界中から見学者が押し寄せるようになった。日本では、精神医療における自らの役割に疑問や閉塞感を抱いていた看護師、精神保健福祉士、臨床心理士らが強い関心を示した。

オープンダイアローグは、幻聴や妄想などで混乱する急性期の精神病性障害の患者を対象とすることが多い。統合失調症、統合失調症様《よう》障害、短期精神病性障害、特定不能の精神病性障害などがこれにあたる。通常の精神医療では、治療方針は医師が決める。患者の希望は反映されにくい。ところがオープンダイアローグでは、服薬をするか否かについても、医師が決めたり誘導したりはしない。集まった全員で話し合いながら最善の道を探る。1時間ほどの治療ミーティングを連日、10日前後繰り返すことが多く、参加者たちはその過程で患者への理解を深めていく。すると患者の中に巣食っていた孤立感や、孤独ゆえの恐怖が薄らいでいく。患者は自分を見つめ直す機会になり、発言が軽視されずに他の参加者と同様の重みで受け止められるため、失われがちだった自己決定力が蘇っていく。

治療ミーティングを重ねるうちに幻聴や妄想が薄らぎ、中には薬を使うことなく回復する患者もいる。たとえ再発しても、再びオープンダイアローグを受けて落ち着きを取り戻す患者が目立ち、多くが社会復帰を果たしていく。

一般的な精神科を受診すると「意味のわからない病的な妄想。病気の自覚もない」と判断されて統合失調症の診断を受け、「一生治らない」と言われて抗精神病薬を処方され続けるような状態の患者も、オープンダイアローグでは薬を使わずに回復することがある。ミーティングを媒介とした身近な人間関係の再構築が、高い治療効果を生んでいるのだ。

従来の精神科治療を凌ぐ効果が明らかに

幻聴や妄想などを初めて発症した患者（初回精神病エピソードの患者）に対するオープンダイアローグの有効性は、２０１７年７月に公表されたフィンランド・西ラップランド地域の患者追跡調査（ＯＤＬＯＮＧ研究）で明らかになった。患者１１６人を極めて長い期間追跡（観察期間10～23年）し、死亡者や転居者、辞退者を除く65人のデータを集計した研究で、45人が平均６年の治療期間を経て回復、あるいは寛解状態（見かけ上は症状がなくなった状態）に至っていた。このうち40人は治療を終了でき、５人は適量の服薬で良好な状態を維持できている。40人を回復、これを含む45人を寛解と定義すると、回復率は61・５％、寛解率は69・２％になる。これは薬物中心の従来の精神科治療の成績（初回精神病エピソードの患者約1万２０００人のデータを分析した国際的な最新研究では回復率37・９％、寛解率57・９％）を大幅に凌いでいる。ＯＤＬＯＮＧ研究の患者65人には平均33回の治療ミーティングが行われた。

オープンダイアローグの目覚ましい効果は治療ミーティングによるものだが、薬物治療や入院治療を否定してはいない。ＯＤＬＯＮＧ研究の患者のうち、29人（44・６％）には抗精神病薬が処方されなかったが、36人（55・４％）には観察期間中のいずれかの時点で処方された。オープンダイアローグを円滑に進めるために、適量の薬が必要になる場面も少なくないのだ。

10年から23年に及ぶ観察期間中、一度も入院しなかった患者は19人（29・２％）にとどまる。大半は入院を経験しているが、回数は2回前後が多く、合計入院期間の中央値は12日間と極めて短かった。短期間の入院治療を行った後、治療ミーティングにつなげる例もあるようだ。薬や入院という既存の武器もケースに応じて有効に生かし、治療ミーティングの効果を最大化する柔軟な対応こそが成功のカギなのだろう。

ＯＤＬＯＮＧ研究の詳細を、２０１８年3月発行の「精神科治療学」第33巻3号（星和書店）で紹介した精神科医の齊尾《さいお》武郎《たけお》さんは、「ＯＤＬＯＮＧ研究の対象患者は、寛解しやすい短期精神病性障害や統合失調症様《よう》障害の比率が高く、これが寛解率を押し上げた可能性はあります。とはいえこの研究結果は、初回精神病エピソードに対するオープンダイアローグの有効性を証明したものと考えてよいでしょう。ただし、他の精神疾患や認知症、引きこもりなどに対するオープンダイアローグの有効性は確立されておらず、現段階でむやみやたらに対象を広げることは慎むべきです」と指摘している。

「患者がいないところで患者の話はしない」

セイックラさんらは当初、ケロプダス病院で家族療法に取り組んでいた。家族療法は、心の病を患者個人の問題に矮小化せず、家族全体の問題と捉えて解決策を探る治療法だが、継続的に参加する家族は少なく、思うような成果を挙げられなかった。そこで考案したのが、患者を中心に家族、友人、職場の同僚や上司までもが状況に応じて一堂に会し、そこに複数のセラピストが加わって、思ったことを気兼ねなく語り合う治療ミーティングを毎日繰り返す大胆な手法だった。

セイックラさんはオープンダイアローグの誕生の経緯をこう振り返る。「オープンダイアローグは時間をかけて練り上げて、やっと始められたと思っている人が多いかもしれません。でも違います。ある日を境に、突然生まれたのです」

その日は1984年8月27日。「患者さんに関することを、我々スタッフだけで話すのはやめよう。患者さんと家族の前でだけ話をしよう。病院のスタッフたちが会議でその考えを共有した時から、オープンダイアローグは始まったのです」。これが「患者がいないところで患者の話はしない」というオープンダイアローグの根本原則となった。

幻聴や妄想などで急激に混乱状態に陥った患者は、日本では隔離部屋に叩き込まれたり、身体を縛られてオムツや導尿をされたり、強い注射剤で鎮静させられたりする。患者の妄想話に真剣に耳を傾ける医療者は極めて少なく、家族や医師が患者抜きで強制入院の手続きを進めていく。それが「患者のため」との思いで行ったことであっても、患者は孤立を深め、被害妄想を募らせていく。強制入院や身体拘束といった現実の「被害」を受けて、患者の被害妄想がより強固になっているのだとすれば、行動制限を乱発する日本の精神医療は医療ではなく、火に油を注ぐ悪化促進手段と言い換えるべきだろう。

先に述べたように、オープンダイアローグは患者抜きの決定を徹底的に排除する。誰でも自分に関する重要な決定が自分のいないところで行われたら、強い反発やストレスを抱くものだ。精神疾患の患者も人間であり、精神疾患のない人間と同様の感情を抱くことは言うまでもない。そのような極めて常識的な視点が、日本の精神医療現場ではなぜ抜け落ちてしまったのだろうか。

フィンランドの劇的な改善例

オープンダイアローグの劇的な回復例として、よく知られる事例を一つ紹介しよう。精神科医の斎藤環《たまき》さんが2015年に出版した著書『オープンダイアローグとは何か』（医学書院）の中に、この事例の治療ミーティングの様子が詳細に記されている。

患者は30代の男性店員。「陰謀に巻き込まれた。組織の人間に命を狙われている」などと怯え、オープンダイアローグを受けた。当初は家族やセラピストにも意味がわからない話を一方的に続けるだけだったが、混乱が生じ始めた時の記憶をたどるうちに発症の引き金が浮かび上がってきた。

男性は年末のボーナスをもらえずに経済的に行きづまり、家族へのクリスマスプレゼントすら買えないことに悩んでいた。意を決して雇い主に支払いを求める電話をかけると、途中で停電が起こって会話が途切れてしまった。雇い主にとって都合が良過ぎるこの停電を、男性は雇い主の仕業と考えるようになり、次第に身の危険を感じ始めたことが、治療ミーティングで明らかになった。

雇い主が本当に、自由に停電を起こせるほどの闇の力を持つ人物であれば、邪魔な市民を一人葬り去ることなどわけもないだろう。男性の考えは飛躍し過ぎだが、身の危険を感じ始めた思考の経緯は理解不能ではない。経済的困窮のストレスなどで精神的に追い込まれた男性の中で、健康な人でも心をかすめることがある「陰謀論」が肥大化し、暴走を始めたのかもしれない。

精神科の診療では従来、患者の妄想や幻聴の内容を根掘り葉掘り聞くことは推奨されていなかった。詳しく聞き過ぎると治療に悪影響を及ぼすという考え方だけでなく、統合失調症の妄想は理解不能なので、詳しく聞くのは時間の無駄だという判断があったのかもしれない。オープンダイアローグにはこのタブーがない。患者の話や心境を理解しにくい時は、参加したセラピストが「私はそういう経験がないのでわかりにくいのですが、例えばこういうことですか?」などと自分の経験に引き寄せて質問する。

参加したセラピスト同士が患者の心中を自分なりに想像して、患者の前で意見を交わし合う「リフレクティング」という手法を用いることもある。フィンランドの男性のケースでは「自分自身よりも他人の気持ちを忖度するタイプなのでは」「自分の権利を主張することが苦手なのかも」などのリフレクティングが、セラピストを務めた心理士と医師の間で交わされた。セラピストの指摘が的外れな時は、患者がその場で修正できる。そのようなやりとりを重ねることで、患者は安心して話ができるようになり、精神的不調の原因となった恐怖心などが露わになっていく。すると不思議なことに、幻聴や妄想が消えていく。フィンランドの男性も、突然の停電を偶然の一致と考えるようになり、短期間で劇的に回復した。患者の心象風景を親しい人たちやセラピストが一緒に覗き見る「開かれた対話」の力が、男性を妄想世界から現実世界に引き戻したのだ。

オープンダイアローグを先駆的に実践する「みどりの杜クリニック」（東京都板橋区）の精神保健福祉士、村井美和子さんが「精神科治療学」第33巻3号の対談で紹介した患者の言葉は、開かれた対話の本質を衝いている。

「地獄で燃えている火の海の崖っぷちで、それをのぞき込んでいて、ふっと気づくと横であなたたちが一緒にのぞき込んでいた」

普及を妨げる様々な課題

オープンダイアローグには患者に関係する重要な人物は誰でも参加できる。発言内容にも特に縛りはない。ただし、参加するセラピストには経験と力量が求められる。人々が対等な立場で集い、初めに結論ありきではない自由な意見を交わし合う場にも、優秀なかじ取り役が必要なのだ。

公認セラピストの養成はケロプダス病院で行われているが、日本では新たに設立されたオープンダイアローグ・ネットワーク・ジャパンが、2017年5月から11月にかけて日本初のトレーニングコース（公認セラピスト養成コースではない）を有料で開催した。受講料は40万円。〝開かれた料金〟とはとても言えないが、ケロプダス病院の看護師と精神科医が主任講師となり、精神保健や医療福祉領域の専門職40人がオープンダイアローグの基礎を学んだ。2018年6月に神戸で開かれた日本精神神経学会学術総会では、このトレーニングコースの修了者がシンポジストを務め、開かれた対話の実践で劇的に改善した事例などを報告した。

だが、日本での普及にはいくつもの高いハードルがある。オープンダイアローグにおいては、医師も心理士も看護師も精神保健福祉士も、セラピストとして対等でなければならない。セラピストの間に上下関係があると、対等で開かれた会話は成立しないからだ。ところがこれが難しい。精神科医としていち早くオープンダイアローグに着目し、引きこもりの人などを対象に実践を始めた斎藤環さんは、2015年の私の取材時にはすでに「医師を頂点とした医療現場のヒエラルキーが普及の最大の障壁になる」とみていた。壁は今も厚く、高くそびえている。医師の特権意識は世界共通であり、フィンランドでも、治療の主導権を常に握り続けたい医師たちの過剰なプライドや保守性がオープンダイアローグの全国的な普及を阻んでいる。

日本でオープンダイアローグが知られるようになったのは２０１３年頃と日が浅く、国内の実践的な研究は決定的に不足している。そのため複数のスタッフを養成して実践しても診療報酬がつかず、訪問診療などの既存の報酬で賄うしかない。

オープンダイアローグは、行きづまった精神医療を一瞬にしてバラ色の世界に変える魔法の杖ではない。だが、精神医療の構造を根底から変える潜在力を秘めている。「精神疾患は脳の病気」という紋切り型の言葉の普及や、薬物治療全盛の中で軽視されてきた「患者の声に耳を傾ける」という精神医療の大原則を、オープンダイアローグは改めて思い起こさせてくれた。医師も家族も社会も、患者としっかり向き合う基本に立ち返る。精神医療改革はそこから始まる。

患者の思いを精神科医が共有するツール

２０１８年夏、精神科診察室での患者と医師の対話の質を向上させるツールが登場した。国立精神・神経医療研究センターの研究を基に、民間ベンチャー企業が開発した共同意思決定支援ツール「ＳＨＡＲＥ」がそれだ。患者が医師に伝えたいことを事前にパソコン入力し、医師はその情報に目を通して診察に臨む。

外来診察の前に、患者の希望を聞いてパソコン入力する作業は、医療機関が雇ったピアスタッフが行う。患者は精神疾患の経験者でもあるピアスタッフと打ち解けた話をする中で、今の元気度（最高を100％とすると何％か）や現在の症状、生活上の問題の深刻度などを点数（5段階評価）で伝え、ピアスタッフはこれをパソコンに打ち込んでいく。

症状の項目には「何もする気にならない」「イライラ／怒り」「疲れ」「筋肉の強張り」などがあり、生活の状況の項目には「経済状況」「仕事／学校」「人間関係」「住まいの環境」などがある。服薬状況の記入欄もあり、「実は飲んでいない薬がある」「薬について説明して欲しい」「薬の副作用がある」「変えて欲しい薬がある」などの項目に、「はい」か「いいえ」で答えていく。

これとは別に「希望とリカバリーのノート」を作成する。「普段の私」「生活や人生において、大切にしていることや、かなえたいこと」「生活や人生において、望まないこと」「私の元気の鍵」「私のサポーター」などの項目があり、これもピアスタッフが聞き取って入力していく。

元気度などの情報を外来のたびに集めて変化を追うことで、回復度や治療の道筋が明確になる。これまで見てきたように、精神科のあらゆるトラブルの根底には「精神科医が患者の話を聞かない」という問題があるので、共同意思決定の徹底は精神医療改革に欠かせない。

ただし、このようなツールの普及にはピアスタッフの質の確保や賃金捻出策などの課題がある。各医療機関は、詳細な個人情報を適切に管理し、患者の意に反する流用や流出を防がなければならない。

そもそも、精神科医が患者の声に耳を傾け、日々の診療に患者の思いを反映させていれば、金のかかる電子ツールなど必要ない。ところが精神科の現状は、数多の患者を数分ずつの流れ作業でさばき、病気を治さず通院させ続ける医師ばかりが得をし、患者と長時間向き合って、短期間で治す医師が最も損をする倒錯した構造となっている。ツールの活用も良いが、まずは診療報酬の致命的欠陥であるこの不公平を改める施策こそが必要なのではないだろうか。

患者が医療機関を評価しランクづけ

「良い精神科はどこにあるの」「どこに行けばいいのかわからない」

患者や家族が真っ先に直面する医療機関選びの悩み。この解消を目指す取り組みも進んでいる。

NPO法人地域精神保健福祉機構が2015年に始めた「精神科医療機関の見える化システム」は、全国の精神科医療機関を実際に受診した患者たちが評価し、ミシュランのように星の数でわかりやすく優劣をつける取り組みで、同機構のインターネットサイトでの公開が始まっている。

精神科の場合、医療機関の評価に役立つ手術数や生存率などのデータがないため、治療実績での優劣はつけがたい。そこで患者の満足度を医療機関の評価として生かすことが重要になる。精神医療の見える化計画では、身元を確認できる会員など約1万人の患者に初回アンケートへの協力を求め、集まった回答は匿名化したうえでデータを集計した。

質問は25項目。主な質問を列記してみよう。

「医師は話を聞いてくれますか」

「医師は質問や考えに答えてくれますか」

「医師は人として信頼できる態度で接してくれますか」

「面接ではあなたが解決したいと思う内容について話し合えていますか」

「待ち時間はどのくらいですか」

「初診時の診察時間はどれくらいでしたか」

「何という病気か教えてくれましたか」

「何を目的に治療を行うか医師から説明を受け、その内容について共に相談して決めましたか」

「どのような副作用や後遺症がどのくらいの可能性で起こるのか説明を受けましたか」

「いつ頃までに治療を終了できる見通しか説明を受けましたか」
「飲んでいる薬の種類はいくつですか」
「今の医療機関にかかってから、病状はどのように変化していますか」
「利用できる制度やサービスの説明を受けましたか」

回答は4つの中から一番近いものを選ぶ。例えば「面接ではあなたが解決したいと思う内容について話し合えていますか」の回答は「話し合えない」「あまり話し合えない」「時々話し合っている」「いつも話し合っている」の中から選ぶ。回答は点数化して集計し、情報を得られた医療機関は星の数（最大3つ）で評価をつけた。各医療機関の診療の傾向を細かく分析し、グラフ化してわかりやすく示すなど、星の数以外にも参考情報を盛り込んでいる。

2018年10月現在、精神科がある全国約3500医療機関のうち、約4分の1にあたる医療機関の評価が機構のサイトに掲載されている。星の数は誰でも見られるが、詳細な情報を閲覧するためには会員登録（年会費6000円。月刊誌「こころの元気＋」が毎月郵送される）が必要になる。

評価の中には、患者1人の回答を基にしたものもあり、回答数を増やして精度を高めていく必要がある。今後、アンケート調査を重ねながら更新を続けるという。精神科は、同じ医療機関でも医師の技術差が激しいので、各医師の評価を実名で掲載できるようになればお役立ち度はさらに高まるだろう。

精神科では患者と医師の相性も大切で、回復を左右する重要な要素になる。これればかりは他の患者の評価を当てにできず、受診してみないとわからない。

遠回りや医療被害を防ぐため、評判のいい病院や精神科医を選ぶことは大切だが、他人の評価に流され過ぎてはいけない。医療に頼り切るのではなく、優れた専門家の力を借りながら自分自身の力で病に挑む姿勢が欠かせない。

年間4億円を捨て改革に邁進する精神科病院

民間の精神科病院は、精神医療問題の「諸悪の根源」と見られがちだ。2016年10月時点で、日本には33万4258床の精神病床があり、世界の中で群を抜いて多い。世界の精神病床の2割を占めるという試算もあるほどだ。民間病院はその9割を抱え込んでおり、日本精神科病院協会（日精協）は政治力などを駆使して病床維持に努めてきた。

その結果、厚生労働省が2004年に掲げた社会的入院患者の退院促進と病床削減計画は掛け声倒れとなり、2017年6月末時点に至っても「精神病床に50年以上入院する患者は少なくとも1773人」（2018年8月21日毎日新聞朝刊）という恐るべき事態を招いている。だが、日精協の会員病院の中にも現状に危機感を抱く施設はあり、長期入院依存型の収益体質を改めて、患者のための医療を提供しようとする病院も現れてきた。

首都圏にあるK病院は、新しい院長が就任してから2018年までの約3年間に、社会的入院の患者を次々と地域に戻し、80床の病床削減に成功した。ぜひとも病院名を紹介したいところだが、院長には「他の民間精神科病院でもやればできることをやっただけ。病院名を出すことで売名とかレアケースなどと思われたくない」との考えがあり、今回は伏せることになった。ご了承いただきたい。

社会的入院の患者とは、病状が安定して退院できる状態なのに、地域に受け皿がないため退院できず、入院が極めて長期に及んでいる患者を指す。K病院も以前は20年、30年と病院暮らしを続ける患者が珍しくなく、院長の就任時も50年近い年月のほとんどを病院で過ごした患者がいた。社会的入院の患者を1年間入院させるだけで、病院は一床あたり約500万円の大金を得られる。これも多くの精神科病院が社会的入院の解消に消極的になる理由だった。

K病院は80床の削減で、年間4億円をフイにした。さらに、患者の中には地域生活に不安や恐怖を抱く人が多く、これも病床削減の障壁になった。精神科病院で何十年も過ごした患者にとって、病院外での生活はもはや海外暮らしのようなものだから、不安に駆られるのは無理もない。

普通の精神科病院であれば、このような患者の不安を盾に「だから患者さんのために入院させてあげている」という倒錯した偽善を展開する。だがK病院は違った。院長の緩やかなリーダーシップのもと、多様な職種が遠慮なく意見を交わし合い、複数のプロジェクトチームを作って病院改革を進めた。患者の退院促進プロジェクトでは、先行して地域に戻った退院患者の生活ぶりを入院患者が見学するツアーを繰り返した。外房の海に近いグループホームで暮らす退院患者は、見学者たちにこう語った。

「僕は病院を出る時は不安でたまりませんでした。でもここの暮らしは病院よりもずっと楽しい」

この広くて、自由で、何でもできる世界では、同時に責任や多様なストレスが付いて回る。しかし、病院の閉じた空間で常に人目にさらされ、息を殺して生活するよりも、はるかに生きる実感を味わえる。この見学ツアーをきっかけに、患者たちは次々と退院していった。

病院全体を「こころの港」に

4億円の収入減を補う道も、複数のプロジェクトチームに分かれて検討した。対策の柱の一つが外来改革で、すべての外来を「減薬外来」と銘打つことになった。「薬は単剤使用（同種の薬を複数使わない）が大原則。他から転院してきた多剤大量処方の患者に対しては薬をそれ以上増やさず、段階的に減薬を進める」という姿勢を明確に打ち出した。

複数の精神科医が外来を担当する精神科病院では、単剤使用を実践する医師と、多剤大量処方を漫然と続ける医師が隣り合う診察室にいる場合がある。特に初診時は、何番の診察室に呼ばれるかで運命が分かれ、処方内容や時として診断名までもが変わる恐れがある。K病院ではすべての外来を減薬外来とすることで、診察室ごとの処方の大幅なバラつきを抑え、各医師の処方内容などをチェックし合う仕組みも作って外来診療の適正化を進めた。

このような取り組みは口コミで広がり、K病院の外来患者数は増加している。加えて、原則的に身体拘束を行わない精神科救急の導入や、訪問診療の拡充、空いた病棟をストレスケア病棟に転換する施設刷新などにより、4億円の減収を十分補うことができた。院長は「精神科外来は季節による受診者の変動が大きく、安定しないので、4億円の定期収入があった時に比べると銀行がお金を貸し渋るようになりました。でも、おかげさまで経営は悪くありません」と笑う。

K病院のストレスケア病棟は、産後うつや介護うつ、不登校、長期休職などに陥った人を受け入れている。常識的な約束事を守っていれば、患者本人の出入りは自由だ。「生活や仕事、学業、人間関係などでつまずき、疲労し、ストレスを抱えてしまった方々が、一時的に日常から離れ、困難を見つめ、環境と行動を整え、ストレスに挑戦する力を回復するための治療の場」と位置づけている。

例えば産後うつの場合、抗うつ薬を処方するだけであとは何もしない精神科医もいる。K病院のストレスケア病棟では、薬よりもまず生活環境の改善を目指し、精神保健福祉士や作業療法士、心理士らが密接に関わっていく。家族らの理解と協力を得て、子育てで孤立する母親を支える環境を築くと、うつ状態が改善するケースが多い。別の医療機関ですでに過剰な抗うつ薬などが投与されている場合は、段階的な減薬を進めていく。

個室はいずれも間接照明、無垢材の床とし、「安らげる自分の空間」に近づけるため、入り口に段差を設けて靴を脱いで上がる構造にした。鍵は部屋の内側からかけられる。シャワー、トイレ付きの個室は差額一日7000円、トイレのみが差額一日5000円。多くの民間医療保険でカバーできる差額に抑えたという。医療スタッフは基本的に個室内には入らず、入り口の段差部分に腰かけて話をする。

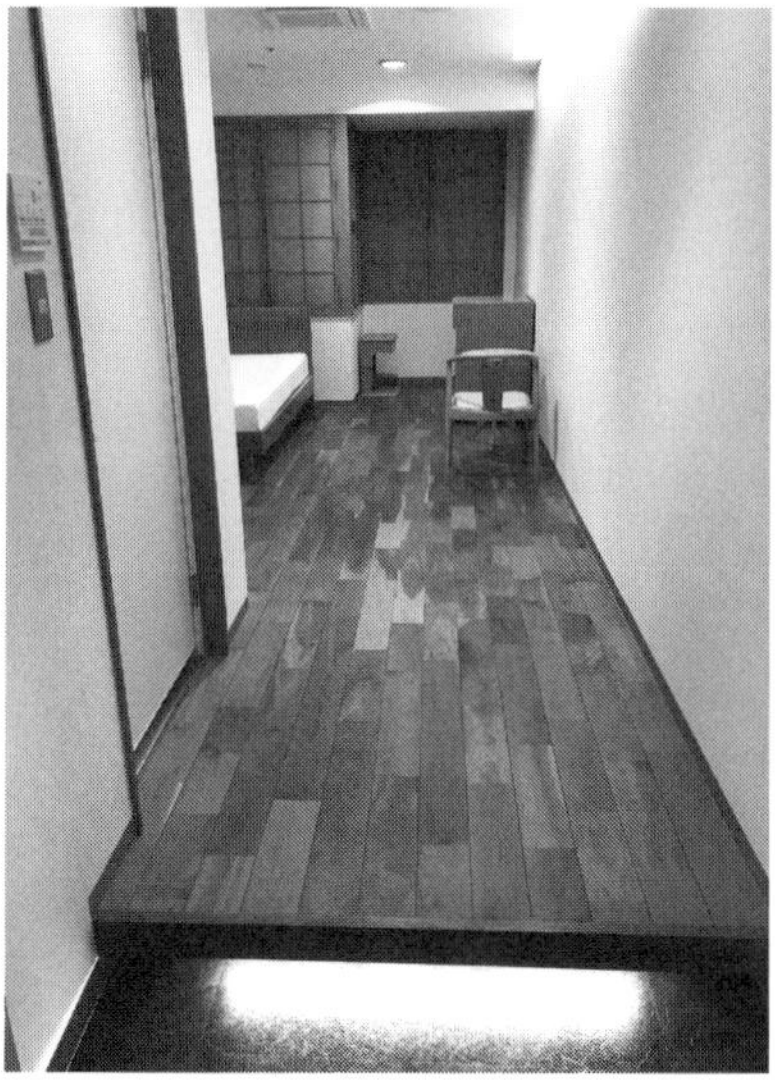

K病院ストレスケア病棟の個室。入り口にあえて段差を設けて「個の空間」を強調した。医療者は、緊急時以外は上がり込まない

4床室も、木を主体とした内装と間接照明の落ち着いた造りで、間仕切り家具と冷蔵庫を備えている。照明や壁の色などにこだわった共同の浴室3室とシャワー室1室は予約制で毎日利用できる。共同のトイレもホテル並みの綺麗さだ。院長が学会出張のたびに会場となった高級ホテルのトイレを見て回り、設計に反映させた。「人がいなくなったタイミングで、ホテルのロビーに近いトイレを写真撮影していたら、警備員に見つかって話を聞かれたこともありました」。談話スペースなども広々として、ホテルを思わせる落ち着いた造りになっている。

K病院ではこの病棟を「ハーフェン」と呼んでいる。ドイツ語で「港」を意味する。満載した積み荷を降ろし、補給や修繕をして新たな航海に向かうための場所。院長はこの病棟にとどまらず、K病院全体を「傷ついた心身を癒し、新たな航海に出ようとする人たちのこころの港にしたい」と考えている。薬漬けにして収容し続ける従来の精神科病院のあり方とは真逆の発想だ。

施設の綺麗さをウリにする精神科病院は増えた。老朽化して寒々とした施設では、確かに心は癒されにくい。だが器だけ豪華にしても、提供する料理が古くさくてお粗末であれば意味がない。患者のための精神医療を実現するため、器も料理も揃ってグレードアップを目指すK病院のような取り組みが、いくつもの精神科病院で花を咲かせ、全国に波及することを願いたい。

第10章

精神医療の暴走を支えるもの

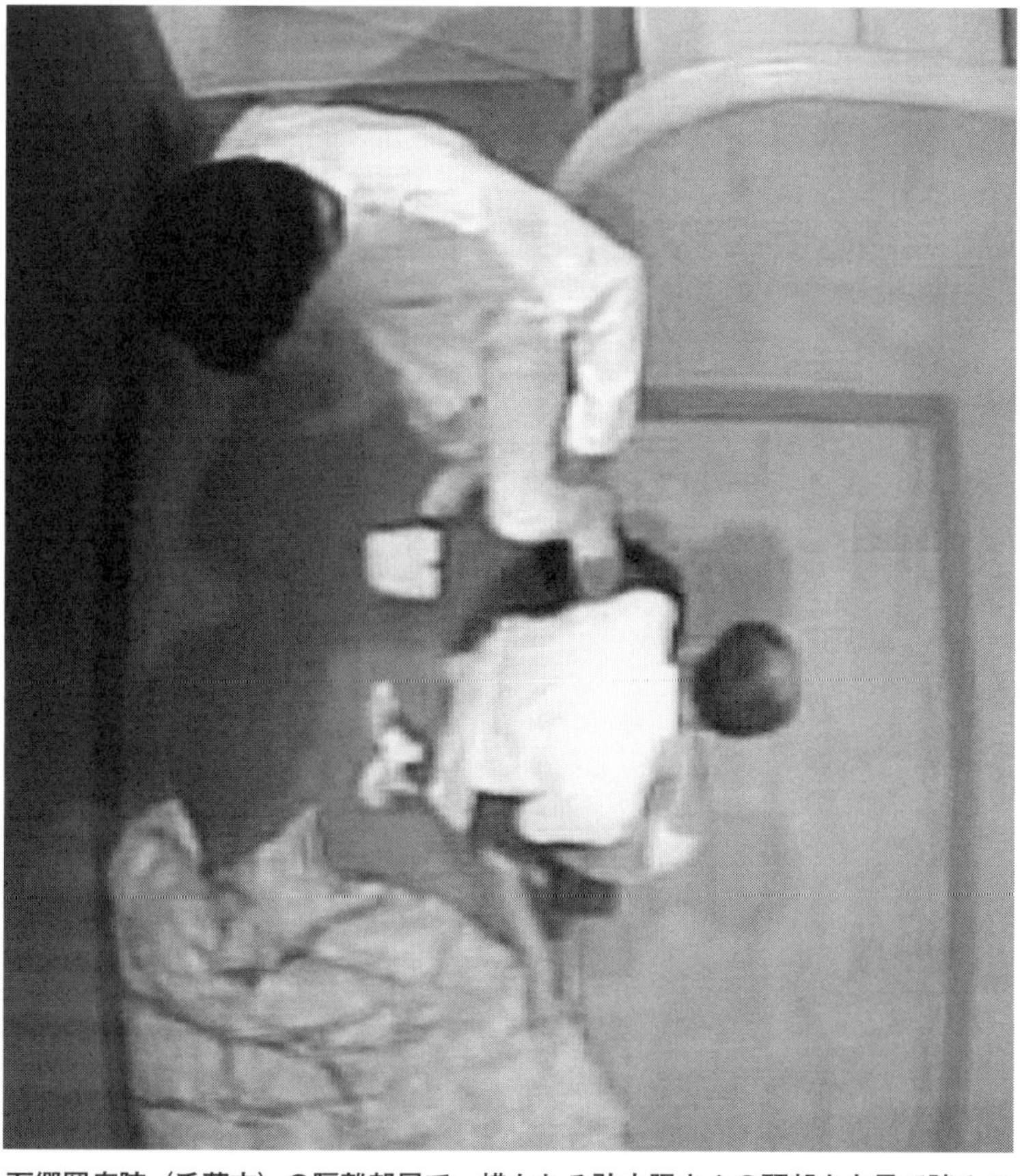

石郷岡病院（千葉市）の隔離部屋で、横たわる弘中陽さんの頭部を左足で踏みつけた准看護師（上）

患者を縛りまくる精神科病院が多く存在する一方で、可能な限り縛らない取り組みを進める精神科病院も少数ながら存在する。愛知県大府《おおぶ》市の共和病院（精神病床207床、療養病床80床）は、その先駆け的な存在だ。看護師たちが1999年に「身体拘束廃止」の声を上げ、過剰で不必要な身体拘束をゼロにした。

看護師が増やす身体拘束

看護師たちが取り組みの初期の状況を記した2003年出版の本『優しい医療・楽しい職場　身体拘束ゼロをめざして』（発行者・共和病院）には、身体拘束が漫然と行われる原因が端的に示されている。

「身体拘束は精神保健福祉法で認められている行為です。患者様の中には、精神症状により、思わぬ行動が出ることがあり、主治医の判断で患者様自身の生命を守るために必要な身体拘束もあるでしょう。しかし法律といった思いを盾に、自分たちの権利ばかりを主張してはいなかったでしょうか。その『患者様を守るため』という気持ちが、『患者様がけがをしたらどうするの。けがの責任を問われるのは私達なのよ。安心して仕事が出来ない。拘束をしていないと仕事が忙しくなる』と保身のための手段に変わっていったのではないでしょうか」

身体拘束ゼロの取り組みを進めた看護師の一人、松下直美さんは現在、共和病院の副院長を務めている。松下さんが精神科病院に勤務し始めた当時は、入院患者の世話の多くを家族が雇った病院付添婦（付き添い家政婦）が担当していた。長期入院患者の世話を長年続ける付添婦には、看護師も口をはさめず、松下さんがいた現場では、付添婦の判断で身体拘束が行われることもあった。

付添婦の雇用は患者や家族の金銭的負担が重く、入院医療の質の低下を招くと考えた国は健康保険法などを改正し、１９９６年、付添婦による付き添い看護を解消させた。以後は看護職が、現場から急に消えた付添婦の役割も担うことになった。

身体拘束の必要性は精神保健指定医が判断する。だが、入院患者と接する時間が長い看護師たちの意見は、その判断に大きく影響する。付添婦たちが行う安易な身体拘束に疑問を抱いていた松下さんは、身体拘束を可能な限り減らす道を模索し始めた。その頃に出会ったのが、70代の女性、前田陽子さん（仮名）だった。

前田さんにはてんかんの持病があり、精神的な症状を合併して１９８５年から入院していた。１９９８年頃から、加齢の影響もあって転倒しやすくなった。ベッドの上で落ち着いていられないことが増え、同年11月から、徘徊と転倒の防止を理由に身体拘束が行われた。腕の拘束などを部分的に解除するとオムツを剝ぎ取ってしまうため、つなぎ服を着せた。自由を奪われた前田さんの食欲は低下し、苛立ちを募らせるなど精神症状にも悪影響が出た。

「這うこと」を受け入れる決断

1999年11月、病院内で身体拘束廃止の機運が高まり、前田さんの身体拘束は中止された。看護師たちの熱意と、これを受け入れた病院幹部の英断で実現した先駆的な取り組みだった。

しかし前田さんは、加齢に加えて1年に及ぶ身体拘束の影響で独歩が不可能な状態になっていた。歩行器を使っても歩くことができず、車椅子の上ではじっとしていられずにずり落ちてしまった。

車椅子に座った状態で胴などを縛れば、移動は可能になる。しかし、それも身体拘束と考えた松下さんたちは、思い切った方針を打ち出した。

「這うこと。床を這うことを受け入れましょう」

前田さんは動き回りたいのだ。でも現状では歩くことができない。しかし這うことはできる。これまでは、看護師が目を離した隙に前田さんが床に横たわって這おうとすると、すぐにベッドに戻していた。それは本当に前田さんのためになっていたのだろうか。「今までの概念だけで患者様を縛るのはやめよう。前田さんは這うことで生活の質が上がるのではないか」。看護師たちはそう考えた。「這う」という看護計画を聞いた家族は最初驚いたが、看護師たちの「良くしたい」という思いに触れて同意した。

もちろん「不衛生だ」という指摘や「面会者には異様な光景に映る」との懸念の声は院内でも上がった。看護師たちは床の衛生管理を徹底し、面会者や他の入院患者には、事情を丁寧に説明することで前田さんの自由を確保した。前田さんはうれしそうに室内や廊下を這い回った。這うことで擦れる膝は褥瘡《じょくそう》用の薬剤を塗って保護した。

次第に手すりやカウンターにつかまって歩けるようになった。転倒することもあったが、保護帽をかぶってもらうなど、けがを防ぐ最大限の対策を施した。やがて支えがなくても歩けるようになり、ベッドにいる時間が短くなるにつれて背中の褥瘡が治っていった。

つなぎ服とオムツをやめて紙パンツに替え、看護師が定期的なトイレ誘導を始めた。前田さんは1時間に5回、6回と尿意を訴えることがあり、付き添う看護師の口から「さっき行ったばかりじゃない」と愚痴が漏れることもあった。地道な看護によって体力は着実に戻り、やがて付き添いなしで行けるようになった。両手を大きく振って得意げに歩き、トイレに向かう前田さんの姿は病棟を明るくした。

前田さんが身体拘束をされていた時期、家族はあまり面会に来なかった。来てもすぐに帰ってしまった。ところが温和な表情や体力が戻ると、面会の頻度や時間が増えた。「身体拘束をされていた時期は、そんな姿を見たくないという気持ちがご家族にあったのだと思います」。松下さんはそう考えている。前田さんと家族が、病院のホールなどで談笑する姿が頻繁に見られるようになった。その光景は、看護師たちに確かな手ごたえと仕事への誇りを与え、身体拘束ゼロを進める原動力になった。

最悪の事態を救った前田さんの笑顔

身体拘束廃止から1年半。前田さんは市内の公園などを散歩できるまでに回復した。食欲も戻り、公園のレストランでは大好物の生クリームがのったプリンをはしゃぎながら食べた。「もっともっと喜ぶ顔が見たい」。看護師たちは、優しくてお茶目な前田さんが大好きだった。前田さんとの楽しい日々がいきなり終わるとは、だれも予想していなかった。

2001年10月11日、前田さんは急死した。他の患者からもらったパンを食べて気管に詰まらせ、迅速な救命措置も実らず亡くなってしまったのだ。病院の職員たちが注意していても、カバーしきれないところで起こった悲劇だった。

看護師たちは激しく動揺した。前田さんを失った悲しみに加え、「私たちの取り組みは本当に正しかったのだろうか」と、根本的な疑問に直面したためだった。身体拘束を続けていれば、前田さんは少なくともパンを喉に詰まらせて死ぬことはなかった。他の患者のところに歩いて行って仲良く過ごせるようになったのも、パンを食べたくなるほど食欲が回復したのも、「身体拘束を外したせい」だった。

しかし、身体拘束を外さなければ前田さんは長生きしていたという保証はない。背中の褥瘡が悪化して感染症で死亡していたかもしれないし、嚥下機能が低下して肺炎を起こして亡くなったかもしれない。たとえ長生きしたとしても、意に反して縛られ続ける人生は幸せなのだろうか。

悩む看護師たちを救ったのは家族の一言だった。

「本当に良くしてもらったし、幸せでした」

保身よりも患者の自由と人権を重んじる取り組みには、常にリスクがつきまとう。この時、前田さんの家族が病院を訴える行動をとっていれば、身体拘束ゼロの取り組みは水泡に帰していたかもしれない。医師や看護師が、自由の代償として転倒などのリスクが高まることを家族に伝えていたことに加え、回復した前田さんのお茶目な笑顔が、亡き後も看護師たちを守ったのだろう。

共和病院では以後も身体拘束原則ゼロの取り組みを続けている。認知症患者の中には自分の便を壁に塗りたくる人などもいるが、その行動が患者の生命を脅かすものでなければ拘束はしない。２０１７年の身体拘束数は毎月０人か１人だった。

身体拘束の原則廃止で患者の褥瘡は減り、トイレに行ける元気な患者が増えてオムツ交換も激減した。看護師が、動き回る患者のサポートに追われる場面は増えたが、全体として見れば「身体拘束で看護師がより多忙になったということはない」という。そして松下さんは強調した。

「患者様の元気な姿に触れることで、看護師たちが自分の仕事に誇りとやりがいを持ち、生き生きと働けるようになりました。身体拘束ゼロの取り組みで、看護師たちも救われたのです」

事なかれ主義を脱し、リスクを承知で挑む価値ある取り組みにミスが生じた時、これみよがしに叩いてあざ笑い、全否定する陰湿社会からは何も生まれない。そのため、共和病院のような勇気ある取り組みは今の日本では広がりにくい。社会に充満し、悪臭を放つ過剰な「保身」の空気を入れ換えない限り、患者の体には無情な拘束ベルトが食い込み続ける。

処方薬依存の自助グループ活動広がる

「主治医のことが心底憎い。殺してやりたいほど……」

２０１８年春、処方薬依存の自助グループ「ＭＤＡＡ」のミーティングで、30代の男性参加者から物騒な発言が飛び出した。主治医が処方した抗不安薬を言われた通りに飲み続け、処方薬依存に陥ったという。服薬量を減らすと決まって激しい不安や頭痛などに見舞われるので、薬をやめられない。「自分は処方薬依存に陥っている」と気づいた瞬間から、主治医への信頼は憎悪に変わった。

この日の参加者は計8人。男性の発言をたしなめる声はなく、皆一様にうなずいた。

「正直に話してくれてありがとうございます」

「よくわかりますよ、その気持ち」

「僕も同じ。騙した医者を殺したかった」

「でも薬は必ずやめられます。焦らないで」

「憎しみを募らせると神経が興奮して、離脱症状がよりきつくなります」

「恨みに振り回されず、あなた自身の回復を最優先してください」

参加者の誰もが同様の体験をしていた。漫然処方を平然と続けた主治医に対して「殺意」に近い感情を抱いたことがあった。今も恨みはある。しかし、無責任な医師への恨みを募らせても回復にはつながらないことを、参加者たちは身に染みてわかっていた。「薬をやめて元気になることが医者を見返す第一歩です」。男性は表情を和らげ、参加者たちのアドバイスに笑顔でうなずいた。

処方数制限はできたが苦しむ患者は放置

処方薬依存は医師の不適切処方によって生み出されてきた。ベンゾジアゼピン系の睡眠薬や抗不安薬などを「長く飲んでも安全」「依存の心配はない」などと言って漫然処方し続けた医師たちの罪は重い。決められた用量を守って飲んでいても、服薬が長期に及ぶと依存症に陥る「常用量依存」は1980年代には欧米で指摘されていた。日本でもベンゾ系の薬の多くは、依存性の高さから麻薬及び向精神薬取締法の規制対象とされてきた。

ところが、私が読売新聞で常用量依存や処方薬依存に関する記事を書き始めた2012年の時点でも、日本睡眠学会の代表的立場にある精神科医たちが、睡眠キャンペーンを進める内閣府のインターネットサイトで次のように書いていた。

「医師が処方する睡眠薬はベンゾジアゼピン系作動薬であり、耐性や依存性が出現しにくいなど副作用が少なく、より安全な薬です」

「通常の用量なら、昔の薬剤のような強い依存性（飲みだすとやめられなくなる）は無い」

処方薬依存の記事をキャンペーン的に書き続けた私に対して「読売の佐藤という記者は反精神医学のカルト信者だ」などという根も葉もない幼稚な風説を流布したり、自らの漫然処方を棚に上げて「患者をいたずらに不安にさせている」などと陰口をたたいたりする精神科医もいた。

その後、厚生労働省はベンゾ系を中心とした抗不安薬、睡眠薬の処方数に制限をかけ、常用量依存は薬の添付文書への明記（連用による薬物依存）を義務付けた。すると、「常用量依存は患者の思い込みだ」などと患者をバカにして漫然処方を正当化し続けた不誠実な精神科医までもが態度を一変させ、「ベンゾの使い過ぎはいけない」などと講釈を垂れるようになった。彼らは変わり身の早さだけは一流なのだ。反省して、今後は精神医療の向上に努めてくれるのならばよいが、残念ながらその技量も度量もないようにみえる。

厚生労働省による処方数制限などの対策は、遅まきながらも精神科の多剤大量処方に一定の歯止めをかけた。２０１８年の診療報酬改定では、内科医などがベンゾを1年以上、同一用法・同一用量で処方し続けた場合も、処方料・処方箋料が減額されることになった。今後、ベンゾ系の薬で新たに処方薬依存に陥る患者は減っていくだろう。だが日本には、すでに処方薬依存に陥っている患者が数多くいる。

健康保険組合の加入者約１１８万人を対象とした医療経済研究機構の調査では、２０１２年10月からの1年間に、約5％にあたる5万８３１４人が歯科を除く医療機関でベンゾを処方されていた（１１８万人の中には医療機関を受診しなかった人も含まれるので受診者への処方率はもっと高い）。処方率は年齢が上がるにつれて高まり、65歳から74歳の年代では約19％に達していた。このようにベンゾの処方率は極めて高く推移してきたので、処方薬依存の状態にある患者は相当数に上ると見られている。

だが、処方薬依存の患者に専門的な減薬治療を提供できる医療機関は少ない。覚醒剤などの違法薬物の依存症に対する集団療法は、一部の精神科医たちの努力が実って広がり始めたが、合法的な処方薬で依存に陥った患者たちのケアは置き去りにされている。想定される対象患者数の多さに加え、依存に陥らせた張本人が医師ということが厚生労働省の動きを鈍らせているのかもしれない。

活動で「国を動かしたい」

ＭＤＡＡの中心メンバーである50代の男性、山本隆さん（仮名）は２０１７年、処方薬依存に苦しむ複数の患者たちとともに厚生労働省に出向き、役人に迅速な救済策を求めた。だが「患者の窮状はわかってもらえたと思いますが、救済策は何も示されなかった」という。

山本さんは長く大手企業に勤めていたが、処方薬の耐性による離脱症状（長期服用で薬が効きにくくなる耐性が生じ、服用量を維持しても減薬時と同様の苦しい離脱症状が生じる状態）に悩まされ、長期休職を経て退職に追い込まれた。第2章にも登場した赤城高原ホスピタルに入院して断薬に成功した後、処方薬依存の自助グループが日本にはほとんどないことを知り、２０１４年にＭＤＡＡを立ち上げた。

ＭＤＡＡは適切な減薬法についてのアドバイスや情報交換にとどまらず、断薬成功後の支え合いを重視している。「国に期待してもすぐに動いてはくれません。我々の活動を覚醒剤依存などの回復施設・ダルクのように各地で活性化させ、国も注目せざるを得ない状況を作りたい」と山本さんは考えている。

２０１８年初めには、横浜市戸塚区（ＭＤＡＡ東京）、東京都町田市（ＭＤＡＡ町田）、東京都西東京市（ＭＤＡＡ田無）、神奈川県厚木市（ＭＤＡＡあつぎ）の４ヵ所で月１回ずつのミーティングを開催できるまでになった。

安易に薬に頼った自分の弱さを直視

参加者たちはミーティングを重ねるうちに「心が苦しいからといって医師や薬に簡単にすがった私は、元から何かに依存しやすい傾向があったのかもしれない」と気づく。心が悲鳴を上げた時、医療の専門家にすがるのは恥ずかしいことでも間違ったことでもない。だが、精神科医の技術や対応、人間性には著しい差があり、肩書だけで妄信すると落とし穴にはまる。

断薬に成功した参加者たちは今の心境をこう語る。

「医療に全面的に頼ってしまった自分にも弱さがあったと思います」

「精神科で病名をつけてもらい、薬をもらえば仕事をしばらく休めるという姑息な考えがありました」

「とにかく早く楽になりたい。ストレスから逃れたい。そのような焦りが受診の背景にあったと思います」

「結局、私たちも処方薬依存に気づくまでは喜んで薬をもらっていたのです。私たちは元から『医者が助けてくれる』『薬で治る』と医療に過度の期待を抱き、立ち向かうべき現実から目を逸らす精神科依存、医者依存、薬依存に陥っていたのではないか。私たちにも落ち度というか、隙があったのだと思います」

漫然と飲んでいた薬の減薬を進めて断薬に成功すると、薬の影響で隠れていたもともとの自分がさらけ出されてくる。なぜ眠れなくなったのか。なぜ不安に押しつぶされそうになったのか。薬抜きで自分自身と向き合う時、自助グループは真価を発揮する。

ＭＤＡＡは２０１８年後半、大阪や愛知、福岡にも広がった。大阪府高槻市では月１回の定期開催が８月から始まった。医療者だけでなく、患者自身も変わる必要があると考える山本さんたちの活動は、日増しに存在感を強めている。

患者２人の眉を全剃りと麻呂にした看護師長

２０１５年１月30日、山梨県甲府市の精神科病院（以下、Ｙ病院）で、男性の看護師長が患者２人の眉を剃り落とした。60代の男性Ｔさんは両眉をすべて剃り落とされ、50代の男性Ｗさんは眉頭の一部だけを残して剃り落とされた。Ｔさんは極道映画のような強面、Ｗさんは「麻呂」になった。２人とも入浴時に風呂場で剃られたという。

院内は当然、大騒ぎになった。看護師長は「患者に頼まれてやった」と釈明したが、「全剃りと麻呂にして欲しいなんて頼むわけがない。白々しい嘘をつくな」と憤ったY病院の一部看護師らが、深刻な患者虐待だと判断して、２０１５年2月初め、甲府地方法務局人権擁護課に報告した。この時の告発文の一部を紹介する。

「どうしてこんなことをしたのでしょう。ＴさんもＷさんも家族は面会にもきません。だからですか。精神患者だから勝手に眉を剃ってもいいのですか。これがもし一般科で家族のいる患者の眉も剃りますか。師長だから、管理者だから何をしてもいいのですか。おかしいと思います。患者さんで遊んでいるに等しいと思います。患者さんはおもちゃではありません」

他人の眉を勝手に剃り落とせば暴行罪に問われる。法務局はY病院に調査に入り、Ｔさんからも聞き取りを行った。ところが刑事訴訟法の規定による告発はもとより、再発防止の勧告すらも行わなかった。Y病院の事務長は「法務局からは『人権侵害の事実は確認できなかった』と伝えられました」と話す。「剃った真意はともかく、行為が不適切だったことに変わりはない」と判断したY病院は、看護師長を減給と降格処分にした。

これで終わりである。精神科病院でスタッフによる患者暴行事案が発生しても、通常は表沙汰にならない。看護師長の処分にまで至ったこのケースはマシなほうなのかもしれない。

しかし、この程度の対応で問題を収めてよいのだろうか。例えば、総合病院に入院中のがん患者の眉を看護師が「麻呂」にしたらどうなるだろうか。中学校の教師が男子生徒の眉を全剃りしたらどうなるだろうか。間違いなく全国ニュースになり、院長や校長は謝罪会見に追われるだろう。加害者が同じ組織に居続けられるとは思えない。それなのに、看護師長の暴行はなぜ社会に広く知られぬまま、内々で処理できたのだろうか。それは被害者２人が「精神病院の患者」だったからだろう。

Wさんはすでに亡くなり、２０１５年の問題発生時は、病状悪化で会話が難しかった。だが、Tさんは一部始終をしっかり語れる状態にあった。Tさんは若い頃の事故がもとでてんかんを患い、この時は発作が起きて入院していた。発作が収まれば会話や動作に支障はない。

２０１８年6月、私はTさんが一人暮らしをする甲府市のアパートを訪ねた。Tさんは3年前の出来事を鮮明に記憶しており、こう断言した。「眉毛を剃ってくれなんて頼んだことは一度もありません」

Tさんは一見、怖そうな顔つきをしている。それが悩みの種で、外出時は顔をマスクで隠すことが多かった。そんなTさんが、顔をますます怖くする眉の全剃りなど頼むはずがない。しかも、もしそんなに剃りたければ、体は元気で入浴介助の必要がないTさんは、剃刀さえもらえれば自分で剃ることもできたのだ。

病院は被害者の聞き取り行わず法務局は調査打ち切り

「頼まれてやった」という看護師長の不自然な釈明に対して、病院幹部は当然、Tさんに事実関係の確認をするはずだ。ところがTさんは「病院からは何も聞かれていません」と証言する。事務長は「私は調査していないのでわからない。だれが調査したのかは言えませんが、眉が剃られているかどうかは見て確認しました。頼まれたかどうかではなく、眉を剃るという行為そのものが問題なので、処分を行いました。もし頼んだかどうか聞いて患者さんが『頼んだ』と言ったら、処分しにくくなる。そういうことではなく行為を問題にしたのです」と話した。

事務長の説明ははぐらかしそのものだったので、私は「『眉を剃り落としてくれ』と看護師長に本当に頼んだのかどうか、患者に確認したのですか」と同じ質問を繰り返した。だが事務長は「確認した」とは言わず、頓珍漢な回答ではぐらかし続けた。「頼んでいない」というTさんの証言を得てしまったら、職員の暴行事件として対応しなければならなくなる。

だからあえて聞かずに（あるいは聞かなかったふりをして）誤魔化したのではないか、と思えてならない。

甲府地方法務局人権擁護課は、Tさんの聞き取り調査で「頼んでいない」との証言を得ていた。だが、結果的に「人権侵害の事実は確認できない」との判断になった。なぜなのか。人権擁護課は「個別事例の調査結果はお答えできない」としながらも「患者さんが問題を大きくすることを望まず、調査を打ち切ったという可能性はあります」と答えた。

確かにTさんは、病室にやって来た法務局の職員にこう話したという。「眉毛はまた生えてきます。相手には仕事も家族もある。もういいですよ」

しかし、被害者が「もういい」と言えば「はいそうですか」と調査を打ち切るものなのだろうか。被害を受けた施設に留まったまま本音を明かすのは、勇気がいる。人権擁護課は「ケースバイケースですが、社会的な影響力を考えて調査を続けることはあります」と答えた。言葉尻を捉えるようで申し訳ないが、法務局はこのケースを「社会的影響力が小さい」と判断したのだろう。発信力が弱い患者たちの人権を守ってこその法務局だと思うのだが、実際には、社会の関心が低い領域は法務局の関心も低い、ということなのだろう。これでは精神科の患者は何をされてもされっぱなしで報われない。

当時のY病院の状況をよく知る関係者は証言する。「看護師長は患者さんと積極的にコミュニケーションを取るタイプで、そういう意味では熱心な人でした。でも、患者さんを小バ力にしてふざけるような対応が以前から目につきました。強面のTさんの眉を全剃りにしてますます怖くしたり、温和な顔のWさんを麻呂にしたのは、看護師長の中では悪ふざけ程度のことだったと思います。周りにウケると思ったのではないでしょうか。それがどれほどの人権侵害なのか、わからなくさせてしまう精神科病院のあり方や、それを許している社会の薄情さが恐ろしい」

被害を受けても相手を許そうとしたTさん。愛すべき人たちを守れない社会に平然と暮らす我々こそが、深刻な心の病に陥っているのかもしれない。

患者に暴行を加え死に追いやっても「罰金30万円」

この社会の薄情さは、看護師による患者暴行事件の裁判員裁判でも露わになった。事件が起こったのは千葉市の石郷岡《いしごうおか》病院。2012年1月1日午後4時過ぎ、男性の准看護師2人(以下、S、Tと表記)が、隔離部屋にいた当時33歳の弘中陽さんのオムツ替えの際に暴行を加え、首の骨を折る重傷を負わせた。そして約2年後に死に至らしめたとして、2015年7月、傷害致死容疑で逮捕された。

この事件は2012年2月に私が読売新聞でスクープした。暴行の場面を捉えた隔離部屋天井の監視カメラ映像があるにもかかわらず、警察の動きは鈍かった。そのため以後も、読

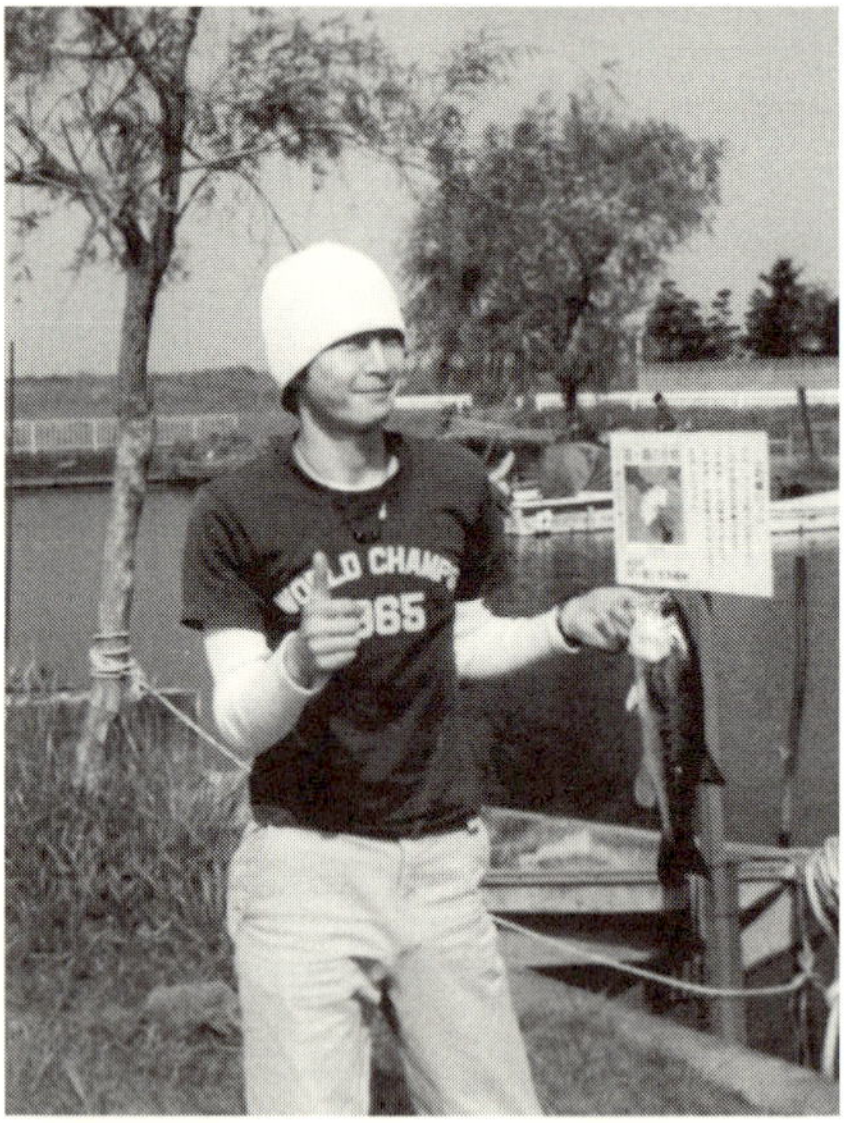

大学生の頃の弘中陽さん。彼の悲劇も、ちょっとした落ち込みで精神科を受診したことから始まった

売新聞のインターネットサイト「ヨミドクター」や講談社のインターネットサイト「現代ビジネス」、講談社現代新書『精神医療ダークサイド』など様々なメディアを使って記事を書き続けた。法政大学に通い、記者を目指していた弘中さんが、ちょっとした落ち込みをきっかけに不適切な精神医療の餌食となり、多剤大量処方や電気けいれん療法（電気ショック）などを経て壊されていった過程については、これらの記事をお読みいただきたい。

60代の准看護師SとTは起訴され、千葉地裁で裁判が行われた。2017年3月に下された判決は衝撃的だった。Sは罰金30万円、Tは無罪になったのだ。

Sは弘中さんのズボンをはかせようとした時、弘中さんが嫌がってばたつかせた脚が体に当たったことに腹を立て、頭のほうに移動して顔面を踏みつけた。ビデオでは右足で2回、左足で1回、踏みつけたり蹴ったりしたように見える。だが裁判所は、ビデオ映像が毎秒3

コマと粗く不鮮明なことなどを理由に、左足の踏みつけ1回だけを認定した。この暴行が罰金30万円とされた。

意味不明な判決

TはSの暴行の後、弘中さんの首の辺りに左膝をのせて体重を浴びせかけ、体を抑え込んだと検察は主張した。映像では確かにそのように見える。看護行為を逸脱したこの強引な抑制も、首の損傷の原因とみた検察は、SとTは共謀して弘中さんを痛めつけたと主張した。しかし判決では、ビデオ映像の死角や不鮮明さを理由に、Tの膝の位置は判然とせず、首の辺りに膝をのせたとは断定できないなどとして、不適切で危険な抑え込み行為を認定しなかった。

ところがおかしなことに、同じ判決で裁判官はこうも言っている。

「本件カメラ映像からは、抑制行為の中で被告人Tの左膝が被害者の頸部付近に乗り、そこに体重がかかって頸部付近に前方から後方に向けて力が加わった可能性も否定できないことからすると、被告人Tの行動によって被害者の頸椎骨折が生じた可能性も否定できず、結局、被告人Sによる足蹴り行為によって被害者の頸椎骨折が生じたと断定することはできない」

弘中さんの首の骨折が、このオムツ交換の時間帯に生じたことは裁判官も認めている。「本件オムツ交換等の時以外、被害者の頸椎が骨折する原因は認められないことからすると、被害者の頸椎骨折は、本件オムツ交換等の時に生じたものと認められる」としているのだ。そうだとすれば、頸椎骨折の原因はSの足蹴りか、Tの抑え込みか、あるいは両方の力が重なって生じたとしか考えられないのだが、裁判官は、どっちのせいかはっきりしないから裁けないと匙を投げたのだ。弘中さんはこの時に回復不能のけがを負い、そのけががもとで死亡したにもかかわらず。

さらに判決では、Tの著しく不適切な抑え込みについて「結果として、被害者の頸部付近に力を加えるようなことになったとしても、被告人Tによるそのような抑制行為は看護行為として必要な限度を超える態様であるとは言えず、看護目的での抑制行為として社会的相当性が認められる」とした。

露骨な抑制行為は看護行為なのか

2人が隔離部屋に来るまで、弘中さんは床に静かに座っていた。2人は部屋に入るや否や弘中さんの上半身を力任せに引き倒し、ズボンを脚の下まで引き下げ、その状態のまま食事を摂らせた。その後、ズボンを脱がせてオムツ交換を行い、再びズボンをはかせようとしたところ、弘中さんが嫌がったため２人は強引な抑え込みを始めた。

無理やり体を抑え込まれれば誰でも抵抗する。顔面を蹴飛ばされれば誰でも落ち着いていられない。おとなしくしている患者をわざわざ暴れさせ、痛みを与えて力ずくで抑圧する行為が、なぜ看護行為の範疇なのだろうか。ビデオ映像を見たベテランの男性看護師は憤る。

「冗談ではない。強引に引き倒したり、力任せに抑え込んでますます抵抗させたり、あれは看護ではなく暴力です」

個々の精神科看護師はみな、この判決への怒りを口にする。自分たちの仕事が患者を苦しめる暴力と一緒くたにされたのだから当然だろう。しかし、日本精神科看護協会などの関係団体は、精神科看護をバカにしたともいえるこの判決に怒りの声を上げなかった。検察はこの裁判で、精神科看護の専門家を証人申請したが、裁判所は必要性を否定して却下した。

ＳもＴも、以前は刑務所で刑務官として働いていた。在任中に准看護師の資格を取ったものの、精神科の看護技術は持ち合わせていなかったのではないか。一連の動作を見ると、精神科看護は力と抑圧がすべて、と考えていたように思える。

当時の石郷岡病院の内情を知る元職員は語る。「２人は責任感が強く、暴れがちな患者にも率先して対応していました。正月でスタッフが少なかったこの日も、２人は『自分たちがやらねば』という思いで働いていたのだと思います」。責任感は大切だが、それよりもまず、患者を安心させてスムーズに行うオムツ交換法などの看護の基礎を学ぶべきではなかったのか。

不条理判決に〝生かされた〟市民感覚

この裁判が輪をかけて衝撃的だったのは、これが裁判員裁判として行われ、一般市民の判断が不条理判決に反映されたという点だった。

この判決の深刻さは、精神科の患者を我々と同じ人間とはみなしていないように感じられる点にある。「危ない生物だから力任せの対応は仕方がなく、それが行き過ぎて命を奪うことがあっても、仕方がないんじゃないの」と考えているように思えてならない。

我々の社会のこのような偏見を養分として、患者をバカにした医師や看護師が生息範囲を広げ、精神医療を混沌とさせている。ブラック精神医療の共犯者とも言える我々一人ひとりが無知に基づく偏見を捨て、心の病に苦しむ患者たちへの共感と理解を深めなければ、精神医療に明るい未来はない。

石郷岡病院事件は2018年11月21日、東京高裁で控訴審判決が言い渡され、Sは一審判決破棄で公訴時効による免訴、Tは検察側の控訴棄却で無罪となった。弘中陽さんの命を尊び、人間として扱うあたりまえの判決はまたしても得られなかった。

明らかに過剰で不適切な抑制行為までも、精神科看護師の正当な業務行為だと認定したこの国の歪んだ司法。精神医療の暴走にお墨付きを与えたその罪は、例えようもないほど重い。

おわりに

日本の精神医療の諸悪の根源は、ずいぶん前から日本精神科病院協会（日精協）とされてきました。かつて国策として生み出された過剰な精神病床を維持するため、政治に深く食い込み、病床削減につながる法改正などを阻む姿は「悪」そのものです。

ですが、問題はそれだけでしょうか。我々の中にあるもっと根源的な悪から目を逸らすため、日精協に悪役を押し付けてきたのではないでしょうか。

明治から大正期に、座敷牢の撤廃や近代的な精神医療の普及を目指して活動した東京帝国大学教授で精神科医の呉秀三《くれしゅうぞう》は、ちょうど100年前（1918年）にまとめた報告書『精神病者私宅監置ノ実況及ビ其統計的観察』に次のように書いています（医学書院が出版した現代語訳『精神病者私宅監置の実況』金川英雄訳より引用）。

「全国およそ十四、五万の精神病者中、約十三万から十四万五千人の同胞は実に聖代の医学の恩恵にあずからず、国家及び社会は彼らを破れた履物のように放棄していささかも顧みていないと言うべきである」

「我が国十何万の精神病者は、実にこの病を受けた不幸の他に、この国に生まれた不幸をも二重に背負わされていると言うべきである」

民家の座敷牢に閉じ込められて、ますます病状が悪くなっている患者たちを調査した呉が求めたのは、適切な精神医療の提供であり、そのための施設として、当時の欧米諸国のように精神科病院を多く整備することでした。

1世紀を経た今、日本には精神科病院があふれています。ですが、患者たちの人権は守られているでしょうか。患者たちは次々と治っているでしょうか。

欧米ではこの間に、精神病床を減らして患者を地域の中でケアする流れに移行しました。ところが日本では精神科病院の削減は進まず、前時代的な収容型精神医療が幅を利かせています。

「ちょっと変わった人」を腫れ物扱いして、目に触れない所に閉じ込める。我々日本人の「臭いものに蓋をする」的な発想は100年経っても変わらず、結局のところ、座敷牢を外注して日精協に丸投げしただけだったのです。

そしてこの島国では、「あちら側」（精神科病院）に行った人たちを、恐ろしいほど冷たくあしらいます。精神科病院で被害を受けた患者や家族が声を上げても、この国で反応してくれる人は一握りです。こんな環境では精神医療の質は改善せず、治る病も治りません。
しかし、精神疾患はいつ、だれが発症してもおかしくありません。今は他人事だと思っているあなたも、5年後には重いうつ病を発症して手足を縛られているかもしれません。見て見ぬふりをし続けていたら、次に「あちら側」に行くのはあなたかもしれないのです。

呉は100年前、こうも書いています。
「そもそも精神病は良性の疾病ということはできないが、決して世間の多くの人が誤解するようにその予後が不良なものではない。ふさわしい時機に対処し、適切な医療を加えれば、少なからず治癒するべき疾病である」

適切な精神医療を拡大させるために必要なのは、社会の関心と厳しい目です。病気を治すどころか悪化させるおかしな診療に対しては、社会全体できっぱりと、ノーを突き付けて暴走を防がねばなりません。「少なからず治癒する」人たちを守るのか、それとも「破れた履物」のように切り捨て続けるのか。平成も終わろうとしている今、日本社会の民度が試されています。

本書は、数多くの患者とその家族、医療関係者の協力を得て完成にこぎつけました。過剰な事なかれ主義に嫌気がさして、大新聞の看板を捨てた私を変わらず信じ、長期間の取材に快く応じてくれた人たちの思いが読者に届くことを願っています。最後に、的確な助言を何度もくださった講談社の田中浩史さんと、前著現代新書『精神医療ダークサイド』に続いて出版のきっかけを作ってくださった高月順一さんに感謝いたします。

２０１８年11月

佐藤　光展

佐藤光展（さとう　みつのぶ）

医療ジャーナリスト。探査ジャーナリズムNGO「ワセダクロニクル」シニアリポーター。神戸新聞社会部で阪神淡路大震災や神戸連続児童殺傷事件などを取材。2000年に読売新聞東京本社に移り、2003年から15年間医療部に在籍。菊池寛賞や日本新聞協会賞などを受賞した看板連載「医療ルネサンス」の執筆や、数々のスクープで「医療の読売」を支えた。医療サイト「ヨミドクター」でコラムを通算4年連載。2018年1月、「書きたいことを書く」ため早期退職してフリーに。2013年出版の著書『精神医療ダークサイド』（講談社現代新書）は新潮ドキュメント賞最終候補作に選出。PADIダイブマスター、潜水士、一級小型船舶操縦士。

なぜ、日本《にほん》の精神医療《せいしんいりょう》は暴走《ぼうそう》するのか

二〇一八年一二月一二日　第一刷発行

著　者　佐藤光展《さとうみつのぶ》

発行者　渡瀬昌彦
発行所　株式会社　講談社
東京都文京区音羽二丁目一二－二一　郵便番号一一二－八〇〇一
電話　編集　〇三－五三九五－三五二二
販売　〇三－五三九五－四四一五
業務　〇三－五三九五－三六一五
印刷所　慶昌堂印刷株式会社
製本所　株式会社国宝社

定価はカバーに表示してあります。
落丁本・乱丁本は購入書店名を明記のうえ、小社業務あてにお送りください。送料小社負担にてお取り替えいたします。なお、この本の内容についてのお問い合わせは、第一事業局企画部あてにお願いいたします。

ISBN978-4-06-514172-4